心の病気

西丸四方

JN152407

創元こころ文庫

はじめに

創元医学新書の第一冊目は一九五四年の私の『異常性格の世界』であった。その後まもなく『脳と心』を書き、これで精神科関係のものは終わりにしようと思っていたところ、数年前、精神病の項も依頼された。医学生の教科書二種類と家庭の医学というようなものの中とに精神病の専門的なものを書いているので、さらに別の形式で書くのはむずかしいのであるが、十年ばかり前にある新書に頼まれて書いて今は入手できないものの形式で書き直してみることにした。あまり術語を使わず、軽くおもしろく読めるようなものを志した。

精神病とは、異質な妙なものではなく、われわれにごく身近なものであり、われわれの心はいつも精神病と境を接していること、精神障害はかならずしも無価値なものとは限らず、時には価値の高いものでもあることなどを述べ、また不治と言われているものでもまったく絶望のものではなく、いくらでも努力の方法があることなどを述べて、病人に対する理解を得たいのが、本書の趣意である。

一九七四年八月一日

著者

心の病気　目次

心の病気

本書は、一九七五年に《創元医学新書》の一冊として創元社より刊行された同名の書籍を、文字遣いなどを現代風に改め、新たに文庫化したものです。

今回の文庫化にあたり、著者の当時の表現をそのまま生かしたいと考え、今では使われない「早発性痴呆」や「精神分裂病」「精神薄弱」などの疾患名をはじめ多くの箇所を、注を入れつつそのまま残しました。それらは本書の書かれた時代背景の中での表現であり、もしかすると現代の人たちが感じるかもしれない差別的なニュアンスを含むものではないことをお断りしておきます。

なお、文中〔 〕で示した箇所が、編集部で新たに加えた注書きです。

一　心の病気

心が病むとは

見る、聞く、思い浮かべる、考える、喜ぶ、悲しむ、したい、などを心のはたらきと言い、こういうはたらきが変わってくるのは心の病気のせいであると言うが、それでは、心とは何かというと、気とか霊とか言われる、体に宿っていて、体から離れて存在することもできる、非物質的な存在物という昔の考え方は今日では通用しないので、自然科学的に言えば、脳のはたらきで見たり考えたりするのであるとされるから、心のはたらきはすなわち脳のはたらきであると言うと、それでは心は脳であるということになる。これもおかしい。結局、脳のはたらきによって心のはたらきと言われるものが現れるとしか言えない。けれども、脳のどんなはたらきによって心のはたらきと言われるような出来事が生ずるのかはわからない。

神経細胞と神経繊維は、人間の体の細胞と同じく、化学的な変化を行いつつ、トランジスターと電線のようなはたらきをしているらしいのであるが、移送（トランスファー）したり、抵抗（レジスト）したりするはたらきのものを多数にうまく組み合わせてコンピューターやロボットを作るのと、脳を神経細胞や繊維が作るのと、そうちがいはないように見えても、ロボットには心はないようであるし、クラゲには心があるようである。ロボットの一部が壊れて妙な運動を起こしても心が狂ったとは見えないが、クラゲを何かの薬液の中に入れて妙な運動をはじめるとクラゲが狂ったように見えるというのは妙である。

心が病むと昔は癲狂《てんきょう》と言ったが、癲とは喜びの多いものぐるい、狂とは怒った犬ということで、喜びの多い朗らかなものや怒りの甚だしいものは、狂い＝心の病気と昔から思われた。狂いというのは、くるめく、くるくる、と言うように、回ることであり、ものぐるいの「もの」は漠然とした対象ということから妖鬼《ようき》とか神の意味になって、鬼神が憑《つ》いて狂わせることとなる。昔のギリシアでも、突然気を失ってしまう心の病気（てんかん）を神聖病と言って神の力によるものとし、心の病気一般について、いつの時代も、これを憑《つ》きもの、神がかりとして、キリストも悪鬼の憑いた狂人から悪鬼を追い出してお祓《はら》いをして治した。古代のギリシアでも中国でも、狂気は神わざ、悪業に対する神罰とされもし、また脳の病気ともされていたが、今日ではもちろん自然科学時代であるから脳の病気と思われがちであるというものの、流行の精神分析の考え方によれば、やはり幼時におかした性的悪業のたたりによって狂気となるのである。ただ今日ではたたりというような文字を使わないだけのことである。

昔の狂気

中国の二千年以上前の医学の本にも癲狂が述べてある。「狂始発、先自悲也、喜忘苦怒善恐、小臥不飢、自高賢、弁智、尊貴也、善罵詈、日夜不休、狂目妄見、耳妄聞、狂言、善呼善笑好歌楽、妄行不休、狂者多食、善見鬼神、善笑而不発於外」などと記してある。すなわち心の病が起こると、まず、ひとりでに悲しくなったり、喜んだり、物忘れをしたり、苦しんだり、怒ったり、ひどく恐れたりする。そして夜も眠らず物を食べず、誇大妄想があって自分が偉い、利口だと言い、人をののしり、昼も夜もじっとしていない。幻覚で物が見えたり声が聞こえたりし、めちゃくちゃなまちがったことを言い、大声を出したり、笑ったり、歌をうたったり、妙なまねをやり続けたり、物をたくさん食べたり、神の姿が見えたりし、声を出さずにニヤニヤ笑ったりする、というのである。原因としては、よけいな心配をしたり、気が小さかったり、ひどく恐れたり、体が衰弱したりするためで、治療としては、血を取ったり灸をすえたりする方法が述べてある。

昔から今日に至るまで、心の病の症状は同じである。沈滞、高揚、妄言妄行（とりとめのないことを言い、とんでもないことをやる）、愚かになる、の四つの状態が主である。このような心のはたらきの現れが心の病気、狂気と見える。沈滞というのは、心配や憂鬱《ゆううつ》で、しょんぼりしている、ぽかんとして何もしないなどの状態、高揚は愉快にさわぎまわる、怒って暴れる、などの状態、妄言妄行はまちがったことを言い（妄想と幻覚）、まとまらないことを言い（錯乱、支離滅裂）、うわごとを言い（うわごとは浮《うわ》言《ごと》、熱に浮かされてベラベラしゃべる譫語《せんご》すなわち多言）、意味や動機のわからない行動をするなどの状態で、狂気とか乱心というのは、この状態に最もあてはまる言葉である。愚《おろ》かとは、物覚えがわるく、理解力のないことで、「おろか」は「おろそか」のこと、「ばか」は昔のインド語の「モカ」、痴で、ぼけ（耄）、ほれる（惚、恍惚）にも通じ、秦《しん》の趙高が鹿のことを馬と言ったから馬鹿だと、馬鹿の字をあてるが、バカというのは日本の発音である。秦の宰相の趙高が皇帝が愚かなのをいいことにして、権をもっぱらにし、家来の己への忠節を試そうと、帝の前で鹿のことを馬だと言うと、家来は皆馬だと言ったという。

カントの精神医学

古い精神医学の記述で今日たやすく見られるのはカントの『人間学』の中にあるもので、近代精神医学の黎明の本は、フランス革命の時代、精神病の患者の解放者として有名なピネルの『狂気の医学的哲学的論説』〔Traité médico-philosophique sur l'aliénation mentale, ou la manie. 邦訳は、影山任佐訳『精神病に関する医学＝哲学論』中央洋書出版部、一九九〇〕であるが、カントの本はそれより少し前の『解体新書』の頃のものである。この本はカントの晩年の最後の著作で、カントと言うと、堅苦しい偏屈な哲学者を想像するのであるが、このような誤解は翻訳がひどくかたいせいであるのではなかろうか。ことに『人間学』は学生以外の市民に行った公開通俗講義で、機智に富んだ漫談的なおもしろい心理・性格学、人間知の講義である。カントは非社交的な高踏的な哲学者であったのではなく、俗人との会合にもよく出席し、実地的な心理学にも詳しく、心の病気の相談にも乗ったらしい。カントは心の病気をまずムード薄弱とムード病に分ける。ムードというのは、ここでは気分とか機嫌という意味ではなく、元来は語源的にもマインドと同じで、心のことであるから、ムード薄弱は精神薄弱〔現在は、「知的障害」と呼ばれる〕のことであり、ムード病は心の病気のことである。現在ではムードにあたるドイツ語のゲミュート〔Gemyuto〕は心情と訳され、ゲミュート病というと愉快になったり憂鬱《ゆううつ》になったりする躁鬱《そううつ》病のことで、ドイツではガイスト〔Geist〕（精神、霊、英語のゴースト（ghost））病とゲミュート病とを分け、ガイスト病は重大な狂気というような大変なもので、ゲミュート病というと、そんな重大な感じを与えないものということになっているが、カント時代にはゲミュートにはガイストも入っていた。

ムード病はこおろぎ病とムード障害に分けられる。こおろぎ（クリケット）病というのは、こおろぎの鳴き声が気になって不眠症になるような意味で、今で言えばノイローゼである。ムード障害は、「沈鬱《ちんうつ》」「激昂」「うわごと」「気のふれ」に分けられる。「沈鬱」と「激昂」は沈滞と高揚にあたり、「うわごと」は熱のあるものは体の病気によるから医者の薬で治ってしまい、熱のないものは「気のふれ」に入るべきものである。気のふれは、いわゆる発狂で、まとまりのないおしゃべり女の多言のようなもの、幻覚妄想のあるもの、屁理屈のような考え方で無関係のものを関係づけて考えるもの、不可能の問題の解決（球と同体積の立方体の作図、永久運動機関の発見、三位一体の秘密の解明など）ができると夢中になるもの、などとする。ここでカントは自閉的な考え方と言って、自分の中に閉じこもって考えて他を顧みず、自分だけで満足しているのが狂気であり、理性の使い方が無秩序で、ずれているというだけでなく、積極的な無理性のために、まったくちがった規則あるいは立場の中に心が移されていて、その立場から、あらゆるものをちがって見ていて、共通感覚、コモン・センス、普遍妥当性から遠く外へ離れた場所に移っている（フランス語では狂気のことをアリエナシオン〔aliénation〕と言うが、これは別物、アリウス〔羅：alius〕に移っているということ）というように、世界内存在の変化という非常に近代的な見方をしている。しかし、このような無理性の中でちゃんと正しい思考活動をしているのは不思議なことだと、カントは、心の病気の人でもちがった立場の中で正しく思考していることを認めている。精神医学の新しい概念の自閉とか存在様式の変化というようなことが、すでに述べられている。

原因については、生殖胚種の成長とともに心のずれの萠芽も成長するというように、生来説をとり、誘因によって病人みずからの責任で招いたのではないのであって、勉強しすぎて、あるいは失恋から気が狂うことはないと強調する。勉強しすぎて、心が疲れて勉強嫌いになることはあっても、心の調子が狂うことはないと説く。

また薬を使って実験的に心の病気になれるので、研究のため薬を使う人があるが、本当に狂ってしまうことがあるので注意せよと言っている。

心の病気の症状としては、ひとりごと、ひとりで妙な身ぶり手まねをすること、霊感を受けること、超人間的存在と話をし、交通すること、共通感覚、コモン・センスを失って私的感覚、プライベート・センスに頼り、他人に見えない姿を見、他人に聞こえない声を聞き、公共的に理解できない意見を持つこと、すなわち公共の標準に逆らって私的な感覚を正しいと思い、他人と一緒の世界でなく、夢のように自分だけの世界で見たり、考えたり、振る舞ったりすることなどを挙げている。

カントは被害、関係妄想について、かなり詳しく記し、至るところに敵がいる、他人の何でもない行為が自分に向けられている、自分にしかけられた罠《わな》である、他人が何気なしにやっていることを自分を目指していると鋭敏に解釈するのは、このデータさえ真実なら、すばらしい思考力を持っていることになるのであり、また、病人は自分の保全のために一所懸命になっているだけで、他人に危害を及ぼすということはないから、治安のために監禁することはないと、処置上も近代的な見解を述べている。

この頃の医者は心の病気の知識をあまり持っていなかったらしく、犯罪者の精神鑑定は医者にはできないから、大学の哲学部で行うべきであり、被告が犯行のときに自然に備わる悟性能力・判定能力を持っていたかどうかは、医者にも裁判官にもわかるまいと言っている。というのは、医者は体や脳をみて、心の病気があるかどうか判定できるのだが、医学は脳から心が判定できるところまでまだ行っていないからであると言う。これもあながち今日にまったく通じない説とも言えないところがある。カントの本はその後の近代精神医学黎明の本、ピネル、エスキロールの教科書より、ずっと近代的であるのは不思議なことである。

ヘーゲルの『哲学入門』にも簡単な狂気の記載があるが、おもしろいものではない。ヘーゲルの『百科全書』や『精神現象学』には案外心の病気のことは書いてない。その後の哲学者で精神病のことを書いた人はあまりなく、精神医が哲学を借用することの方が多くなってしまった。

心の病気の種類

大昔から十九世紀の終わりまで、心の病気は沈滞症、高揚症、狂気症、痴愚症というように分けられていた。それからまず熱病によるうわごと症が分離され、あとは漠然と中毒や体の病気で起こるものもあり、心配や苦悩や過労で起こるものもあるとされていたが、多くの場合、原因がよくわからなかった。カントも遺伝性や体質を考えているし、その後のフランスの医者もそう考えていた。

十九世紀の初め、脳の梅毒によるものが判明し、これが心の病気の模範とされて、心の病気のときには、梅毒性のものでは脳に炎症があるように、脳に何かの物質的変化が見つかると思ったのであるが、多くの場合には、どうしても脳の変化が見つからなかった。それで前世紀の中頃、原因は何でも、精神病は一種類しかないとして、それをノイマンは単一精神病と言った。すなわち沈滞症とか高揚症とか狂気症とか痴愚症とかいうのは、それぞれ一つの病気であるのではなく、単一精神病が軽い状態からだんだん重くなっていく間にたどる経過にすぎないのだと考えた。しかし、この中には、痴愚症にまでは至らずに治ってしまうものもあり、再三くりかえすものもあり、これは循環性精神病とされた。そして前世紀の終わりに、循環性のものは、沈滞と高揚の両方を一方だけ、あるいは両方交互にくりかえすものであって、これは「躁鬱《そううつ》病」と名づけられ、治らずに痴愚症に陥るものは「早発性痴呆」と名づけられることになった。早発性というのは若いときに発病することである。

この分類はクレペリンによるもので、その前二千年間のものにくらべて画期的なものであった。そして今世紀の初めにブロイラーが、かならずしも早発せず、かならずしも痴呆に至らないし、この心の病気の特徴は心のはたらきがバラバラになることにあるから、「精神分裂病」と言う方がよいと、改名を提案し、今日ではこの方が通用している(「精神分裂病」という呼称は、さらに現在では「統合失調症」に改められている)。ところがカントの言ったように、自分の中に閉じこもるのが特徴とも言えるので、自閉症とも言う。これもブロイラーのむしかえした言葉である。痴呆とか分裂とか言うと感じが悪いが、今日では、癲《てん》とか狂とか痴呆とかという名称はなるべく避ける傾向にある。

また病か症かと言うことも、よく考えるとむずかしい問題で、沈滞、高揚、狂気、痴愚はそういう一つの病気ではなく、本来なら脳の梅毒病によって高揚症が一時的に現れ、病気が進むにつれて狂気症、痴愚症となるというように言うべきである。それゆえ精神病でなく、脳の病気があって、それによる精神症状があるのだ、と言うべきなのであるが、単一精神病にしても、躁鬱病にしても、精神分裂病にしても、脳の病気があるのかないのか、あるとすればそれは一種か多種か、ということがわからないから、病だか症だかよくわからないので、病としたり症としたりするが、今のところ症と言う方が正しい。たとえば、うわごとというのは、昔はうわごと病とされたが、高熱伝染病のときには何の伝染病でも現れうるので、チフス病によるうわごと症とすべきである。精神分裂病は不明脳病の精神分裂症らしい。

また躁鬱とか精神分裂というのは、沈滞、高揚、狂気、痴愚なみに、ある脳病の経過の一時期に現れることもある。そしてこの順序は、脳の軽い病気から重い病気へという順序でもあるので、沈滞は軽い病気の症状であり、痴愚は重い病気の症状である。あるいは逆に、沈滞は軽い状態なので、脳の何の病気にしても、あるいは脳の病気のわからないようなものにしても、治りやすく、痴愚の状態は重いので、治りにくいと言ってもよい。

また、これらの諸症状は脳の病気の現れなのではなく、健全さの現れなのである。脳がやられると駄目になる心のはたらきは社会生活ができなくなることで、このようなときに、冒されずに残っている脳のできる、すなわち健全な脳のはたらきが、沈滞、高揚、狂気なのである。それであるから精神分裂症も、社会との交渉の断たれた（自閉の）病人の健全な心のはたらきなのである。こういう健全なものを病気と言う。心の故障の軽い場合には、よく雑念が浮かんで勉強のさまたげになり勉強の能率が上がらないと言うが、これは実際は逆で、勉強の能率が上がらない場合に雑念が浮かんでくるのである。

昔の病人

私たちが今日、心の病気とみなす状態の記載は、古代のエジプト、ユダヤ、中国、インドの文献にもあったことは当然で、狂人は病人として薬や手術で治されようともしたし、また鬼神論的に解されて、憑きもの、悪鬼や狐や狼の憑いたものとして、それを追い払うために祈られ、お祓《はら》いをされもし、またそういうものに憑かれるのは悪業の祟《たた》りとして罰せられもした。あるいは心の病気の人が神聖なものと見られることもいくらもあり、神のお告げを聞く幻聴があれば、神と人間の仲介者として、神的なもの、予言者、教祖として崇《うやま》われた。

しかし実際上は、家庭や社会に大して迷惑は及ぼさないが、能力の足りないだけの精神病患者が最も多いはずなので、昔は半人前の能なしとだけ見られて、結構部落の中での社会生活はできた。その能力に合った簡単な仕事もいくらもあった。家庭で世話をしてくれなければ、浮浪者や乞食となるしかなかったが、それでも社会の中での生活はできた。しかし興奮した患者は、家庭でも社会でも困り、家庭では座敷牢を作ってその中に監禁することになった。すなわち家の一部や納屋などに木製の格子を入れて、動物園の猛獣のようにその中だけで暮らさせるのである。社会的には狂躁施設、リュナティク・アサイラム、トルハウスに入れて隔離し、正常人の社会の方を守った。リュナティクというのは「月の」ということで、月の光に照らされて眠ると狂うとか、月の満ち欠けにつれて狂気が発するとかの迷信による言葉である。トルというのはダルすなわち鈍《にぶ》いことで、頭の鈍い人の家である。こういう施設の主任者は医者ではなくて、医者は必要に応じて招かれるくらいのことであった。また、こういう施設は人間社会から離れたところに作られ、時には伝染病患者と一緒にされることもあった。今日でも多くの精神病院〔精神科病院〕が辺鄙《へんぴ》な場所にあるのは、こういう歴史的事実にもよるが、しかし、もちろん安い広い敷地を必要とすることにもよる。

このような閉鎖的な収容所よりもずっとよいのはコロニーで、心の病気の人が集められて集落を作って仕事をし、社会生活をするところである。歴史によると一〇七〇年頃、七十一代の後三条天皇の皇女佳子が二十九歳のときに、ひとりごとを言う以外に会話もできなくなり、髪を乱し、衣を裂いて興奮し、人が来ると隠れてしまうという心の病気になった。今で言えば精神分裂である。それで天皇が神仏に祈ると、お告げがあって、京の岩倉の里の大雲寺の泉の水を飲むようにとのことであった。こうして皇女の狂気は治ったと伝えられる。その後、この地に心の病気の病人が集まり、観世音に参詣して閼伽《あか》の井戸の水を服用したり、裏の不動の滝を浴びたりして治療を行い、岩倉の村中の家が病人の世話をするようになって、明治時代まで続き、岩倉精神病院となったが、大東亜戦争〔太平洋戦争の旧呼称〕中に廃院となった。徳川時代から続いていた精神病院のいくつか、たとえば加命堂病院（東京亀戸）、武田病院（広島）なども、やはりこの戦争中に廃院になった。岩倉のようなコロニーで有名なのはベルギーのゲール〔巡礼地の一つ〕のコロニーで、十三世紀から今日に至っている。狂人の保護者の女の聖者ディムフナ〔伝説によると、悪魔にそそのかれた父によって殺されたが、それを目撃した精神病者が回復したことにより、のちに精神病の守護聖人として崇められるようになったという〕を崇《うやま》ってゲールの村の人が精神病患者を保護したことから、今日模範的なコロニーになっている。

狂躁施設、癲狂《てんきょう》院で医者が働いているうちに医学的な興味が湧いてきて、心の病気が学問的な体系として分類編成されたのがカント時代である。精神医学は医学の他の科のように大きな科から専門化して分かれてきたのではない。内科から小児科、外科から耳鼻科、泌尿器科が分かれたように分派してできたのではない。独立して、狂人の収容施設から生じてきたのである。狂人の種々の状態を観察して記述し、経過を見、それらの分類を行い、その本体、よって来たるところを探索し、治療の方法を発見しようというのは、何の病気に対しても医者のとる態度である。

このような病院に収容される病人はますます数を増したが、それは病人が多くなったせいでもなく、社会的に困る病人が増したからでもなく、一方には社会が軽い病人にも住みにくくなったからでもあり、もう一方には、軽い病人がたくさんいて、その診断や治療には重い病人で経験したことが適用されることがわかったからでもある。

人道化

以前は狂人は悪魔に憑かれた者、罪を犯した罰を受けた者と考えられていたのが、実はそうではなく、病気の人間であると考えられるようになると、狂人との交わりの人道化が起こった。中世以来、西洋では狂人は牢に入れられ、鎖につながれ、火あぶりにされ、見せ物にされた。フィリップ・ピネルがフランス革命時代にパリのビセートル〔Bicetre〕収容所で狂人を解放したことは、精神病患者に対する待遇の人道化を象徴するものだった。しかし非人道的な強制具は今日に至るまでまったく用いられなくなったとは言えない。興奮患者は今でも短時間ベッドに縛りつけられることがあり（これより注射で瞬間的に眠らせる方が人道的かどうかということは問題であるが）、拘束衣と言って厚いごわごわのジャケットを着せて、あまり自由には動けないようにすることもある。苦しい衝撃療法《ショック》が不服従に対する刑罰の意味で行われることがないとは言えない。保護室というと名はよいが、一種の独房へ監禁されることはいくらもある。戦後有効な精神安定剤ができて、興奮患者は薬の力で鎮静させられるが、これは病気を治して静かにするのではなく、物理的強制具に代わって化学的に脳に働き、動けなくするのである。この薬には副作用がある。見た目には独房監禁より薬の方がよい。しかし体の健康に対しては薬の方が危ないことがいくらもある。

身体主義と精神主義

十九世紀の中頃から自然科学が急速に発達したため、精神病患者は脳病の人間と見るべきであるとの考えが盛んになった。しかし、反対にロマン派の人々には、罪や奔放な情欲から心の病気が起こると考える人もあった。この二つの考え方は今日に至るまで続いていて、いずれがまちがいであるということはない。太古から現代に至るまでこの二つの考え方が続いている。

まず初めに脳病が起こって、その症状の中で精神的なものがいちじるしい場合に精神病なのだと考えるのは身体主義であり、人間はもともと精神的に白紙で、環境との交渉によって精神的なものが築かれていくのであるが、その交渉のときに起こる心理的困難が積もって精神障害が起こってくると考えるのは精神主義である。

この点については、精神病のみならず、人間の性格形成、知能の発展についても、同様の二つの見方があるのであって、児童は脳のもともとのできから、生まれつきある性格を持って生まれたのか、生まれたときは精神的に白紙であって、家庭や社会の中での人との交渉、人間関係、社会の荒波にもまれること、両親にあまりに保護されることによって特別な形の性格が形成されていくのか、生まれつき脳のできが悪くて愚かなのか、教育がうまく行われなかったために知能が伸びなかったのか、素質か環境か、氏《うじ》か育ちか、という相反した考え方はいつも問題になるのである。

脳と心

心の病気にはかならず脳に何かの変化があるとの前提から、心の病気の症状を全部脳の状態から説明したいと思うのは身体主義である。脳の各部分はそれぞれちがった精神状態と関係がありそうなことは、前世紀の中頃、言葉を失った病人の発見から見込みがついてきた。すなわち脳の前下側の指先ぐらいの部分が、外傷とか出血とか腫瘍で壊れると、在る物が何であるかわかっており、言葉を聞いて理解し、発音もできるのに、その物の名を言えなくなる。それでは脳のその部分に貯《たくわ》えられている言葉が消えたのかというと、そうではなく、これは何かと言われても、その名を言えないのに、その物が欲しいときには、その名を言えることがある。リンゴを見せて、これは何かと尋ねられると、それは木の実で食べられるものであることは知っているが、リンゴとは言えない。しかし、リンゴを見てそれを食べたいときに「リンゴを欲しい」とは口に出せることがある。すなわち、リンゴという言葉がなくなったのではない。

さらに耳は聞こえるのに、言葉を聞いて理解できない状態も発見された。ロシア語や中国語を知らない人が、アチェーツ・イ・マーチ、父親和母亲《フウチンホウムウチン》という言葉を聞いて、それが父と母であることがわからないのと同様のことが、よく知っているはずの自国語についても生じてくるのである。

言葉が精神現象、心そのものかどうかといえば、そうではなかろう。心というものが自己をあらわすには言葉を使って行うのが最も確かであるので、言葉は心の道具なのであろうか。表情も、身ぶりも、考えることも、人間には全部ほとんど共通であるのに、言葉だけは同じものの符牒《ふちょう》として、どうしてこうもちがうのか。神《かみ》は中国ではシェヌ、ユダヤではエロヒム、ギリシアではテオス、ローマではデウス、イギリスではゴッド、ロシアではボーグであるとは、不思議なことである。

言葉を話すことと聞くこととが、大脳表面の別々の小さな部分と関係があるとは興味のあることで、大脳では別々の小さな場所が言葉その他さまざまの象徴、すなわち文字や表現を発表し、受理する機能と関係している。「太初《はじめ》に言《ことば》あり、言は神と偕《とも》にあり、言は神なりき」というヨハネ伝の最初の言葉は、言葉は目に見えぬ神と具体的な世界との仲介物で、言葉というものは、神がこの世に媒介され啓示される神の象徴であるというわけであろう。中国語では「元始有道、道与上帝共在、道即上帝」であり、言《ことば》はギリシアではロゴス、中国では道である。宇宙には道、センス、意味、真理というものがあり、それが大脳を通じて象徴化されて具体的になるのである。真理を知るのは心であり、それを表現するのは言葉である。

このほか象徴的行動や象徴的認識（文字の認識）がやはり大脳の表面の別々の特定の一部の破壊によってできなくなることがある。

このようにして大脳の表面が構造もちがい、それと関連する機能もちがう幾十の小区域に分けられるが、心とか精神とかが宿るところというものはない。脳の方々を刺激したり破壊したりすると、心のはたらきが変わってきたり、心のはたらきがなくなったりする。大脳が広く破壊されると愚かになり、前の方を壊すと性格が変わって、反省のない、無関心な、のんきな、積極性のない、向上心のない状態になる。脳の内部の奥の方には、食べたり、性行為をしたり、怒ったり、夢を見たり、幻《まぼろし》を見たり、気を失ったり、眠ったり、覚めたりすることを司《つかさど》る場所がある。

狂気のときには大脳の表面よりも奥の原始的な部分の調子が狂っているらしいが、このとき、脳のこういう部分がどうなっているのかはわからない。化学的な新陳代謝の変化があるらしい。大脳の表面は人間が最も発達している。大脳の奥の方は人間も動物も同じようである。ひとりでに精神病になるのは人間だけらしい。それでは大脳表面が精神病と関係があるのか、というと、そうではないらしい。脳の奥の方の調子の狂いらしい。動物にも精神病はあっても、動物社会では生活にそう支障をきたさないのか、あるいは、支障をきたせばすぐ淘汰されてしまうのであろう。実験的には、動物も人と同じくらい精神病になる。

精神病

体の病気と言うときには、病《やまい》とは何であるかわかるような気がするが、心が病《や》むということは何なのか、はっきり規定できない。人間の存在の意味の不可解さを思いあぐねて悩むのと、酒を飲み歌をうたっておもしろおかしく酔生夢死するのと、どちらが健康かと問われても返答に困る。精神的な面で普通の平凡な社会生活に困難をきたして、医療の助けを求める、あるいは必要とするようなものが、精神病なのであろう。医学は元来、体の病気から出発し、原因や、症状や、経過や、物理化学的変化の点で、一つの病気ではなく、数多くの病気が存在することを知って、病気の分類を行い、それ以上分けることのない単位としての病気を見つけ出そうと努力する。発熱、痛み、白血球増加という症状から炎の存在が推定され、頭痛と頸の筋肉の硬直から脳膜の炎と推定され、細胞内脳膜炎双球菌が発見されれば、初めて一つの単位としての病気が定まることとなる。

精神病で症状というのは主として異常な精神状態である。異常なというのは普通と変わったということで、変わり方がいちじるしいと病的と言うことがあるが、この病的というのは病気という意味よりも、単に、とてもおかしなというくらいの意味である。それらは昔から気がつかれた、沈滞、高揚、たわごと〔狂気〕、愚か〔痴愚〕などで、もう少し細かく分ければ、心配、苦悩、憂鬱、ものぐさ、落ち着きなさ、愉快な興奮、怒った乱暴、幻覚（実在しないものが実在するとして認識される）、妄想（誤った信念）、気が遠くなる、うわごとを言う、記憶を失う、愚かになる、などである。これらは異常な精神状態で、精神症状であるが、一つの病気ではなく、いろいろな病気のときにこうなる。昔は妄想病と言って、妄想があるとそれは一つの病気とされたが、今は妄想症とされる。経験的にわかったことは、脳が急激に冒されれば気が遠くなり、脳が広く壊れれば愚かになる、ということである。こうして、まず脳が病気で精神病が起こることがあるのがはっきりした。これを脳病性の精神病と言う。この大ざっぱな病気の一群をさらにこまかく分けて単位となる病気とするのは、かならずしも異常な精神状態のみによって可能なのではなく、体、物質的なものを併せ考えて定めなければならない。気が遠くなっている人の脳の周囲の液を採ってみて、多くの白血球と特殊の細菌が見つかれば脳膜炎であるとし、血液中に多量のアルコールが見いだされればアルコール中毒とし、自動車事故で頭に負傷があれば脳震盪《のうしんとう》とわかるのであるが、いずれの場合にも、精神症状は気が遠くなっているということだけである。頭の外傷、細菌感染、中毒、代謝障害、腫瘍など、何の場合にも気が遠くなるという症状が起こるが、さらに進んで何という物質によるる中毒かまで定め、アルコール中毒ということまで定めて初めて一つの単位の病気となるのであるが、これは精神状態からだけではわからない。

仮定による精神病

心の病気には今日の自然科学的方法で調べても脳の病的変化を証明できないものが多数ある。こういう場合には染色体異常や酵素不足による代謝障害があるのではないかという研究方向に現在向かいつつあり、ことに精神薄弱〔知的障害〕の原因となるような蛋白質、脂肪、炭水化物の代謝障害が多数見いだされつつある。この酵素不足は生まれつきのものらしい。心の病気の一部のものについては将来こういうことがわかってこようが、酵素を増減させる方法は当分見つかりそうもないし、代謝障害による有害物質を取り除くわざもむずかしい。胃の消化酵素や酸の欠乏するごく簡単な病気、無酸症さえまだ治せないのであり、筋肉の類似の病気の筋ジストロフィーは難病の一つに入っているのだ。また脳の代謝がおかしくなっていると、どうして心の病気のあの奇妙な症状が現れるのかについての説明もむずかしい。

以前は憂鬱な精神状態になれば憂鬱病、暴れれば狂躁病、妄想があれば妄想病、うわごとを言えば錯乱病、バカになれば痴呆病というように、病名をつけられてきたが、これは熱があれば熱病、黄疸があれば黄疸病というようなものである。ところが経過を見ていると、憂鬱だった病人が逆に愉快になったり、妄想があった人が痴呆になったりするので、前に述べたノイマンを経て、クレペリンが前世紀の終わりに、ひとりでに起こってくる、原因がわからない精神病で、脳の変化もよくわからないものについて、精神症状の形と経過からみて、二種の精神病を仮定した。原因がわからないというのは遺伝とされ、遺伝的な素質によってひとりでに二種の精神病が起こってくるのであって、それは躁鬱病と早発性痴呆〔⇒精神分裂病⇒統合失調症〕であるとされた。そうして今のところ脳に一定の病変は証明できないが、いつかはわかるであろうから、当分の間それぞれ一つの病気のように見ておこうとされた。

精神症状だけを見て、それが一つの病気であるかどうかは、脳病であることがわかっている精神病では定められないことはたしかである。脳の梅毒による精神病は、憂鬱病でもあり、狂躁病でもあり、妄想病でもあり、錯乱病でもあり、痴呆病でもある。全部の経過をみても、脳に病気があれば、どんな病気でもこういう経過をとる。それで躁鬱病と早発性痴呆〔統合失調症〕の二つの病気は、それぞれ一つずつの病気かどうかまだわからないにしても、一応そのように仮定しておこうということになっている。もちろんこれを否定して、二つでなく一つであるとの説もあり、二つでなく、もっと多数であるとの見解もあるが、とにかく今のところ、この二種の精神病の存在を仮定して議論しなければならない。このように遺伝的にひとりでに起こってくる精神病の存在を仮定して、内因性精神病というものが作り出された。内因というのは人間の中の原因で起こるということで、外から来た原因によるのではないということである。

二十世紀の初めの状態は以上のようであった。十九世紀までは精神科の医者は精神障害のいろいろな形の混沌とした混乱に直面していたが、経験を積むにつれて何かのまとまりがつけられるようになった。そして自然科学の発達とともに身体主義の人、すなわち多くのドイツ人とフランス人は、そのまとまり、すなわち精神的なもので定めた病気の単位のごときもの〔躁鬱病と早発性痴呆＝精神分裂病〔統合失調症〕〕の背後に、何か脳の病気があるものと仮定し、いつかはそれが見いだされるであろうと期待した。顕微鏡的に見つかるような組織の変化は見つかりそうもない。おそらく化学的に証明される代謝障害が見つかるであろうと期待された。

動機

今ここに憂鬱な感情の病人がいる。これは、脳の病気によるのか、あるいは失恋したためなのか。われわれは経験上、脳の病気による憂鬱はいくら慰めてもよくならず、脳の病気を治せばひとりでによくなることを知っている。動機があって、たとえば失恋のために憂鬱になった場合には、慰め、あるいは恋を成就させてやれば、その気分は消失することを知っており、さらに失恋の憂鬱のときには、今のわれわれの知識では体あるいは脳に物質的変化を見いだせないことを知っている。憂鬱な気分がある場合、事情をただすと失恋という事実が見いだされたときに、失恋が動機であることがなぜわかるかと言えば、前に失恋があって、それに続いて憂鬱が現れたという因果関係だけではなく、失恋すれば憂鬱になるということが、われわれに人情としてわかるということによる。

世間では一般に狂気の場合、何か動機があると考えやすい。たとえば、ある商家の主人が近頃だらしなくなり金を浪費して困っているというような場合、近い過去をさぐってみると、商売が不景気で苦労しており、そのショックでおかしくなったと考えるのであるが、不景気で苦労したから、だらしなく浪費するというのは、人情ではわからない。不景気で苦労したなら憂鬱になり、一家心中をしかけたというなら人情でわかる。それで人情でわからない場合には、脳の病気によるのだと考える。実際そういうことが多く、このような病人では、よく調べてみると梅毒性脳炎があるということが証明できるのである。

憂鬱な気分の人がいて、人情としてわかる動機が、近い、あるいは遠い生活史の上に認められず、脳の病気も証明できないときには、脳の病気が仮定される内因性精神病、すなわち鬱病《うつびょう》とするのである。

治癒の絶望

ところが、脳の病気による精神病には治癒の可能性が原則的にはないと考えられた。神経細胞は生後ひとたび破壊されれば、けっして再生されることはない。せいぜい脳の破壊の軽いうちに発見して進行を止めることしかできないのである。脳の細胞の中毒ならば、軽い中毒で脳の細胞が壊れないうちに治せばよい。アルコール中毒はこれにあたる。しかし、外傷で脳が壊れ、出血で脳が壊れ、脳炎で脳が壊れれば、もはや元にもどしようがないから、精神病は治らない。

一般に体の病気でも、器官の病気がすっかり治って元どおりになることは滅多にない。

虫垂炎で虫垂を取り去って虫垂炎が治ったというのは、元来おかしなことである。胃癌で、胃を切り取って胃癌が治っても、胃は少ししか残っていない。それでも病気は治ったと言う。脳腫瘍で腫瘍を切り取ると、脳がだいぶ失われるのであとで愚かになることもある。それでも腫瘍は治ったのであるから、脳腫瘍は胃癌と同じ程度に治ってはいるものの、あとに残る障害はくらべものにならない。胃が小さくなっても社会生活には大して不便はないが、脳が大きく切り取られて愚かになってしまうと、独立して生計を立てることは不可能で、一生涯、家族の厄介者にならなければならない。脳の病気と体の病気の治り方は同じでありながら、治った効果は全然ちがうのである。

内因性精神病の、仮定された脳の病気は、どういう変化かわからず、したがって治しようもない。それで以前は内因性精神病、ことに早発性痴呆〔統合失調症〕とされれば、治療に関しては絶望的な時代であった。病人は根本的には不治であり、看護されるだけで、あとは病気の運命的な進行にゆだねるしかない。同じ癌にしても、すみやかに進行悪化して死亡してしまう病人もあるし、進行がひとりでに止まって案外長命を保つ病人もあるが、それがなぜなのかは、なかなかわからない。早発性痴呆でも、軽くてひとりでに治るものもあるし、どんどん進行して痴呆状態に陥るものも多い。いったい同じ早発性痴呆という病気にも、軽いものと重いものとがあるのであろうか。あるいは同じ精神症状を呈しても、病気の種類は別物で、軽いのと重いのとあるのであろうか。同じ気管支炎を起こしても、単なる感冒は治りやすいし、結核は治りにくい。早発性痴呆とは一つの単位としての病気なのか。症状なのか。たとえば痴呆、すなわち愚かになる、知能が下がる、バカになることは、一つの症状で、痴呆を起こす幾つもの病気の単位がある。年をとって脳がしなびても、外傷で脳が壊れても、酒を飲みすぎても、梅毒性脳炎で脳が壊れても、同じ痴呆という症状が起こるとすれば、早発性痴呆も一つの病気ではなく、症状なのではなかろうか。普通の早発性痴呆の脳は「壊れて」はいない。それでは治るかというと、なかなか治らないのが多い。また脳の別の病気、たとえば脳腫瘍で早発性痴呆そっくりの症状が起こることがある。ところがこれ以上のことは今のところわからない。それで、この一つの単位としての病気らしいものを薬や看護でしずめ、あるいは経験上、ある形のものは、なぜかわからないが、軽快の可能性が多いと予言する(予後を判定する)ことができるだけであった。躁鬱病なら、放っておいても、いつかよくなるが、しかしまた何回も再発することがあると予言し、早発性痴呆ならなかなか治らない、悪くすると一生廃人になると予言することができるだけであった。

治癒の希望

精神障害は、脳病にしても内因性精神病にしても、治癒の希望はないように見えるが、かならずしもそういうものばかりとはかぎらない。動機から人情でわかるように起こってくる精神障害には、脳の病的物質変化は起こらず、動機の処理によって完全によくなってしまうものとされる。このように心的な原因で起こる精神障害を心因性のものと言う。このような精神障害は多くは狂気のように見えない。精神病と言ってよいかどうかわからない。驚くと、腰が抜けたり（脚の神経の麻痺）、気が遠くなって、うわごとを言ったりする。心配があると胸が苦しくなり、居ても立ってもいられなくなり、心臓部に痛みが起こる。いやなことがあるとむかつき、嘔吐をもよおす。こういう精神神経障害をヒステリーとかノイローゼと言う。この場合脳あるいは神経に病的変化は全然ないので、動機が処理されれば完全によくなってしまう。

しかし動機がはっきりわからないことがある。ある年輩の主婦は白い猫を見ると嘔気をもよおしたり、気が遠くなったりした。自分でもなぜかわからなかった。彼女の夫は浮気者であった。彼女は悩んでいた。過去の経験をいろいろ追憶させているうちに、十年近くも前に夫が浮気をした相手を思い出した。夫は色の白い、猫のような顔の**コ**と**ネ**ていたのであった。このことは今までまったく思い出さずにいたのが、ふと思い出されてから、白猫を見ると嘔吐をもよおすようになった。嘔気は嫌悪のしるしであり、猫は

ネていた**コ**である。気が遠くなるのはネコなど見たくもないということなのである。こういう心の中のできごとは患者自身には気づかれない。患者の知っているのは白猫を見るとなぜかわからないが嘔吐が起こるということだけである。無意識の心の中では夫が**ネ**ていた**コ**はいやだ、見たくもないということである。そして、こういう隠れた心の底があることを指摘されると、彼女の「病気」はよくなってしまった。

このようなことが言い出されたのは、やはり前世紀の終わりであるが、無意識の心のはたらきがあるという考え方は当時の意識心理学には革命的なものであった。しかし、無意識の心のはたらきというものが存在するのであろうか。これも仮定である。けれども、とにかく精神障害の中にも治癒の希望が持てるものがあることになった。

無意識の中のトラブル

人間の精神活動の源は欲望である。しかし欲望は勝手なものであるから、社会の規約や良心と争いを起こす。けれども心の中でいつも争いがあっては困るので、心にはそれを抑《おさ》えつけて消してしまう能力がある。と言っても消えてなくなるのではなく、無意識の中にその欲望は隠れている。ところが隠れて静かにしているのではなく、姿を変えて化けて現れてくる。この欲望の化物は本人も周囲の人もそういうものとは気がつかない。よくよく見ればそうらしいとわかるのである。

前に述べた、白い猫を見ると嘔気や失神が起こる例は、一見何のことかわからないのであるが、これをよくよく見れば、夫とネていたコであって、色の白い体の小さな、猫のような顔の女で、妻はその女をむかつくほど嫌いであって、願わくは見たくなかったのである。猫を見ると嘔気や失神を起こすのは、ノイローゼとかヒステリーと呼ばれる精神障害であるが、これには動機があり、この動機から人情としてわかるように症状が現れてくるのである。しかし変死者を見て嘔気を起こしたり、地震に驚いて気を失ったりするほど動機がはっきりはわからない。夫の浮気の相手の色白の小さな女の代わりに、小さい白猫が出てくる。猫はその女の象徴なのである。嘔吐は嫌悪の象徴であり、失神は見たくないことの象徴なのである。象徴とは直接でなく間接に意味をほのめかすものである。こういう精神障害を治すには象徴の解読ができなければならない。これは人情でわかるのより、わかりにくい。写実画と抽象画の鑑賞の差のごときものが両者の間にある。夢にも欲望の象徴が現れると言われ、山に登る夢は性交の象徴であるとされるが、山に登った夢を見た人にそれは性交の願望だと言えば頭から否定されよう。屁理屈だと言われよう。象徴解読はややもすれば屁理屈になる。ある小学校の先生が、「ある生徒が全部青い色で火事の絵を描いた、平生はそんな色盲的なところはなかったのだから、この子の心の底に何かただならぬことがひそんでいるのではないか、「解読せよ」と言う。青は清純の象徴で火事を正当化している、何か犯罪を犯そうとしているのだと屁理屈をつけて、その子を呼んで問い質《ただ》したところ、クレヨンを忘れて青しかなかったので青で描いたと答えた。なあんだというところであるが、なぜこの子は他の色のクレヨンを忘れて青だけ持っていたのか、偶然か、無意識の心のなせるわざか、と問うていくと、どこまでも疑いはついてまわる。精神科の医者にはこんな疑いをそれからそれへと出して詮索する癖のある人がいる。

治癒の絶望の克服

精神障害は治らないという絶望はこうして克服されたようである。そして積極的な治療でいくらでもよくなるという楽観が生じた。この楽観はしかし極端に走って、可能のはるか彼方にまで達しているかもしれない。象徴の解読の仕方には限りがない。抽象画からはいくらでも意味が読み取れる。それは猫の体に絵の具を塗って紙の上を転げ回らせて、そこにできた図柄に美を見いだしたときに、猫の無意識な心の中の美が無意識に表現されたものとするのと同じことにまで至る。そのようなバカなことがあるかと言う人には、枯葉蝶は身をかくそうと願うがあまり羽がとうとう枯葉のようになったではないかと言えば、あるいはそうかもしれないと考えてしまうのである。昔から宗教家、思想家の表現には象徴的なものが多く、さまざまに解釈される象徴が奥深い宗教性、哲学性を啓示して深い感銘を人に与える。

今まで精神病というものは茶碗が壊れて使いものにならなくなるようなものと思われていたのだが、精神病になるということ、精神病の症状は、何かの意味を持っていると考えられるようになってきた。屋根から瓦が落ちてきて負傷して血管が切れて血が出るというようなものではない。しかし昔は、このような負傷も意味があったのであって、それは当人の心がけが悪かったために神罰が当たったのであると解釈された。こういうものは迷信と片づけられる。ところが迷信にも意味があるのであって、昔は川の中へ小便をすると水の神に叱られて、局所が脹れると親は子にさとした。今日のロボット・宇宙旅行時代には水の神は通用しないので平気で川に糞尿を流すようになった。欧米先進国ではみんな水洗便所なのだ、汲み取り便所は恥だと唱えられた。ところが「文明化」すると川も海も汚物でよごれてしまって、どうしようもない。人間の心の奥底には無意識に川を汚してはいけないという智慧《ちえ》がある。これが水の神に祟《たた》られるという象徴になって現れるのだということになる。どこまでが迷信で、どこまでが真理なのかは人間にはわからないのである。しかし、真理はあるかないかわからないと言うと迫力がない。象徴的表現のうまい思想家は、象徴を使って、これをうまく説く。

「私はソクラテスと影との雑種だ。地獄に堕ちた者の間の思索する幽霊だ。世界は哲学者どもに倦み果てている。私はソクラテス的自己に飽いた。ソクラテスが良薬だと思い込んだものは他の病気の症状に過ぎなかった――《思想》という病気の。私の精神は究極の真理、絶対の確実性をあえて求めた。そしてこの確実性は私を狂気にした。私の智慧は最後に魔法を解かれた。今の私はハムレットよりも、ソクラテスよりも、《無よりも少なく》、物を知っているだけだ。最後の真理はこうだ――《真理は存在しない》。在るものは十字架に掛けられて苦悶している瀕死の精神だけだ。」

（ニーチェのアポクリーファから）

あの精神病で死んだニーチェは、精神病における象徴解読の手本を示した人で、精神分析のフロイトに大きな影響を及ぼしている。しかしまた、フロイトの反対者のヤスパースにも大きな影響を及ぼしている。それは人間とは何かということを問うたからで、フロイトとヤスパースは人間という象徴的存在をそれぞれ逆方向に解釈したのである。フロイトは人間は究極的に性的存在であるとした。ヤスパースは究極的な本性というものは到達不可能で、それに向かって進むことができるだけの無限の存在とした。

精神障害の個々の形のあらわす意味を問うことから、精神病とは何か、どういう意味を持っているのか、人間が精神病になるのはどういう意味なのかを問い、さらに精神病になるような人間とは何か、いかなる存在か、という人間の存在の意味まで問うようになってくると、もはや心理学や自然科学を超越したものとなり、哲学となってくる。

人間学

十九世紀の終わりには生物学的な仮面をかぶった人間学が、その頃の自然科学の勃興に影響されて作り上げられた。そして人間の宿命の本体、人間の行動の根本にあるものとして性欲性を取り上げた。幼児にも性欲があり、それは倒錯して変態になっていて、自己愛、近親愛、同性愛となっているという変態性欲性が人間の基本にあると意味づけることは、その頃の人間像、清純な幼児《おさなご》の観念と相反した。幼児のごとくでなければ天国に入れないと、人間の純潔さの模範とされた幼児はソドムとゴモラの住民なのであった。こういう反キリスト的な観念もニーチェから出発する。ニーチェは少年時代にその妹エリザベートと情事を経験していたのである。また宗教や芸術や科学となって現れてくる文化的価値は人間の根源的なものではなく、根本的な性欲が純化されて性欲の代理物として二次的に現れたものであるということも、その時代の人間像と相反した。この性欲的人間学を打ち出したフロイトの精神分析は、ドイツでは当時手きびしい反対を受けて、スイスからアメリカの方へ流れた。いったい変態性欲を好んで説く文学者や心理学者は自身変態性欲的であって、その欲を満たすために発表するのであるという説があるが、これによると、フロイトにもそういう性質が元来あったのであろうか。

アメリカでは人間は元来社会内存在であり、人間が幼いときから生涯にわたって他の人間と交わりつつ社会に適応していく過程で人間の精神的な型が形成されていくのであって、これは生まれつき定まったものではなく、この適応がうまくいかない適応失敗、挫折によって精神障害（精神分裂病〔統合失調症〕までも）が生ずると考えた。そして幼児から始まる長い生涯の経歴の間の家庭、社会環境との常識的な広い人間関係の故障を動機と考えたが、これはあまりに通俗的常識的な見方であるため、精神分析に押しまくられてしまった観がある。アメリカの映画や小説には精神分析を地で行くものが多いのは、社会全体にそうした考え方がしみこんでいるためであろう。アメリカの精神医学、心理学、文化人類学、社会学は大幅に精神分析を取り入れているが、アメリカ人も清教徒的な伝統を持つので、幼児性欲をそのまま採用せずに、だいぶぼかしており、幼時の親、ことに母親とのコミュニケーションの障害で精神病が生じるという。

たとえば、母親が子どものお誕生日に、お祝いに靴を二足贈り物にする。子どもは喜んでその一足を履いてくる。ところが母親は、おやおやそれを履いてきたの、もう一つの方は嫌いなの、と言う。子どもは思う、もう一つの方を履いてきても母親はやはり同じことを言うであろう、といって二足履いてくるという芸当はできない、どうしていいかわからない、右にも行けず左にも行けない、いったい母は何を考えているのだろう、気持ちがわからない。こういうことから人と気持ちを伝え合うことができなくなって自閉症になり、人との交わりが断たれてしまうのだという。しかしこの子は母からあっちの靴は嫌いなのと言われて、あっちも好きだよ、毎日かわりばんこに履くよ、と言ってしまえば、それで何事もなく済むわけである。こう言えないのは、すでにこの子に精神病になる萌芽があるためではないのか。考え方はいくらでもできるが、とにかく今は母を非難することがはやっている。

ドイツでもしかし、精神分析に反対する人たちばかりいたわけではない。身体主義と精神主義は両方とももっともなので、一方だけで固まってしまうことはない。ドイツの精神分析の友人は人間存在の根本を性欲と解することを避け、その代わりに実存哲学の世界内存在、共同存在を持ってきた。人間は一人でなく、世界の中に、人と共に存在するのが根本的な在り方で、これが損なわれて孤独になることが自閉症をきたすのである。この考え方は、ユダヤ教の恐ろしい罰する神のイメージを変えて愛の神の存在を証明しようとして、人間のために自分の命を捨てることができるほど大きな愛はないとし、人間の永遠の同伴者メシアの理念を作ったユダヤ教の改革者キリストに通ずる。これがフロイトの性的存在に代わったわけである。精神病になるような人間存在の意味を問うことは、科学よりも哲学の問題であるが、今日の精神医学で宗教的哲学的解釈学がさかんに行われているのは、自然科学で精神病が究明できないからでもある。身体主義時代にはカントでさえも狂気は哲学者が取り扱うべきだと言ったが、今日ではまた逆戻りをして、医者でさえも狂気は哲学的に取り扱わねばならないという。しかし哲学者が狂人を観察治療する機会はないので、医者が哲学を習って狂気の意味を問うている。哲学者はほめてよいのか笑ってよいのかわからず、苦笑《にがわら》いをしているが、医者の方が哲学者や心理学者に材料ないし理念を供給しているところも少なくないのである。

精神障害をノイローゼとして、精神的原因から起こったと見るときには、その意味が問われるのは当然である。人間は、その本性として意味を求める。人間存在の意味から宇宙の意味まで求める。老子は人間は無意味な自然発生物だと言ったが、このような図太い薄情な見方は中国人にしかできない。もちろん、これが真理であるとしても。まったく意味のないものにまで意味を求める。物それ自体は、人には認識できない。人は意味しか認められないのである。

昔は神の意志として全部解決したかの如く思った。デウス・エクス・マキナ、大詰《おおづめ》を作る必要上から、機械仕掛で神を出現させたのは古代ギリシア劇からである。今は「神は死んだ」時代なのであるから、象徴の解読と言っておくべきであろう。今日のシュールレアリスムの流行、アブストラクト〔抽象芸術〕ばやりも、やはりこの傾向である。人間は無意味なものを無意味として放置するに堪えられない。意味がつけられるとほっと安心するものなのである。

精神分裂病〔統合失調症〕

スイスではドイツほど精神分析が毛嫌いされなかった。そして症状と経過から見て一つの病気の単位とされた早発性痴呆を心理学的および人間学的に統一しようとした。それで、この単一であるかのごとき病気の心理学的な特徴は精神的要素がバラバラに分かれること、総合された人柄が分裂して統一がなくなることにあり、人間学的には自分の殻の中に閉じこもって共同性が失われた存在になること、すなわち自閉であり、こうなる過程で自閉的適応失敗を埋め合わせるはかない努力として病的症状が現れてくるのであるとする。人間が自閉に陥って社会、共同存在者から隔絶されるときに、少なくとも架空の共同存在者をせめてもの伴侶として無意識の心が求め、そのため自分の無意識の心の一部が分裂して、総合されぬ活動となって意識の中に他者としての存在として入ってくるのが幻覚であり、妄想なのである。

学問はいつも流動していて、現在のものは過去になり、過去のものはまた現在によみがえるので、どこに過去のもの、死んだものがあるのか、真に現在のものは何であるのか、いかなる未来が期待されるのか、はっきり定めがたい。内因性精神病〔躁鬱病と早発性痴呆〕を設定したクレペリン、人情でわかるものとわからぬものを定めようとしたヤスパース、生涯の長い経歴における社会内存在の困難に対する失敗癖の積み重ねとしたアメリカのマイヤー、精神分裂病〔統合失調症〕と自閉の概念を定めたブロイラーは、その名を永久に残す人たちであり、いずれもドイツ系の人たちである。

精神病関係でノーベル賞をもらったのは、六十年前のマラリア療法のオーストリアのワーグナー＝ヤウレッグと三十年前の脳切断療法のポルトガルのモニスであるが、これはもう遠い過去のものとなり、今日ではおそらく、なぜモニスに賞が与えられたか疑われるぐらいになっている。

精神障害の組み立て

昔から心の病気の現れとして、沈滞、高揚、たわごと〔狂気〕、バカ〔痴愚〕が、目につく別々のものとして取り上げられてきたが、ここでもだいたいそれに則《のっと》り、$x_{1\text{-}1}$（自分の心身の故障を悩む状態）、$x_{1\text{-}2}$（心身の動きが減った、あるいは増した状態）、x_{2-1}（外界にないものを有るとする幻覚、実際にない意味を有るとする妄想のある状態）、x_{2-2}（気が遠くなって、うわごとを言う状態）、x_{3-1}（経験を思い出せない状態）、x_{3-2}（知能の衰えた状態）と分ける。

x_{1-1}とx_{1-2}の動きの減りは沈滞にあたり、x_{2-1}とx_{2-2}はたわごとに当たり、x_{3-1}とx_{3-2}はバカにあたる。

また精神障害の原因として、y^{1}（精神的原因によるもの）、y^{2}（今のところ原因がわからないもの）、y^{3}（脳の病気によるもの）の三つを分ける。

このように精神的状態xと病気の種類yとが、どのように対応するかを座標のように表してみると、次頁の図のようになる。ただし、y^{1}、y^{2}、y^{3}を各々二つに分けて、y^{1-1}は人柄の異常、y^{1-2}は精神的影響が加わると現れる精神状態の異常、y^{2-1}は躁鬱病、y^{2-2}は精神分裂病〔統合失調症〕、y^{3-1}は急性に脳が冒されたときの精神状態の異常、y^{3-2}は慢性に脳が壊れた場合の精神状態の異常とする。

この格子的グラフで白丸はよく対応するもの、黒丸は少し対応するものである。たとえば脳が急性に冒されるような病気y^{3-1}では気が遠くなり、うわごとを言う状態x_{2-2}が最もよく起こり、なお故障に悩む状態x_{1-1}、動きの増減x_{1-2}も起こることがある、というようになっている。

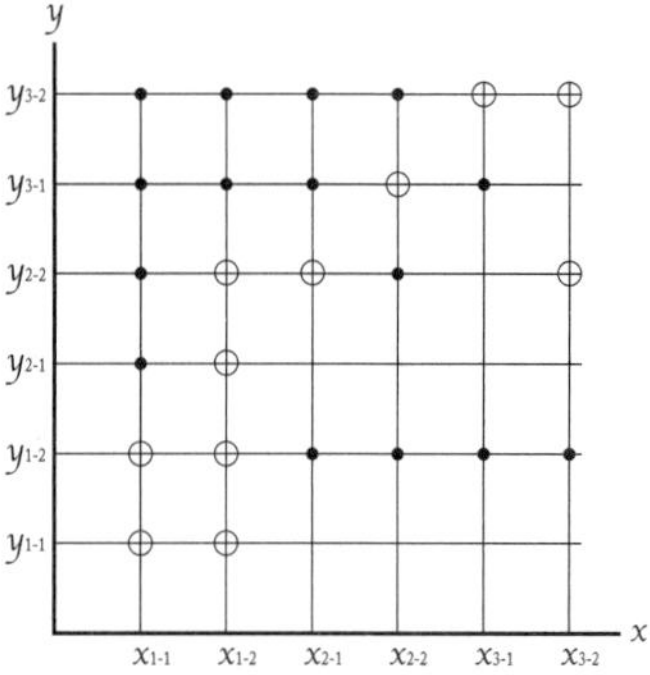

xとyの中のそれぞれについて、ここに術語めいたものを挙げておく。

x_{1-1}—神経衰弱、x_{1-2}—活動増減、x_{2-1}—幻覚妄想、x_{2-2}—意識混濁、x_{3-1}—記憶減退、x_{3-2}—知能低下、y_{1-1}—性格異常、y_{3-1}—神経症、y_{2-1}—躁鬱病、y_{2-2}—精神分裂病〔統合失調症〕、y_{3-1}—急性身体（脳）病、y_{3-2}—慢性身体（脳）病。

x_{1-1}の神経衰弱状態は、$y_1 y_2 y_3$いずれの病気によるにしても軽い状態である。x_{3-2}の知能低下は重い病気であって治りにくい。x_1の軽い状態は、何の病気でも初期や軽いときに現れる。x_1からx_3に至るにつれて重くなる。気がおかしい、狂っていると見えるのは中間の重さで、x_2、y_2の状態ないし病気のときが主であるから、案外治りやすいものである。神経衰弱が昂じて精神病になるというのは、何の精神病でも初めの軽いときには神経衰弱のように見えることである。

この見方はノイマンの単一精神病とクレペリンの疾病単位の組み合わせである。ドイツ語では単一も単位もアインハイトなので、アインハイト病と病アインハイトということになる。

二　愚か

愚か　知的能力の低さが生まれつきあるのは知的障害と言われるが、精神主義によれば教育の不充分による。立派な脳を持っていても教育が行われなければ愚かのままに止まるし、脳が悪ければいくら教育がよく行われても愚かのままに止まる。現代では社会からまったく孤立して外部から知的なものをまったく与えられないということはありえないので、生後知的成長が起こらないのは脳の不全のせいにせねばならない。多くの知的障害の人についてはどうして脳あるいは知能が充分発育しないのかよくわからない。胎児ないし幼児の脳は多くの危険にさらされている。遺伝性を担う物質、染色体の数がおかしくなっていると蒙古症〔ダウン症〕になり、西洋人の子でも蒙古人のような顔で知的障害となる。先天的にアミノ酸代謝異常があると有害物質ができて脳を壊して知的障害となるが、この場合、日本人の子でも西洋人のように色白で赤毛である。日本人は日本人らしく、西洋人は西洋人らしくある方がいいようである。このほか蛋白質、脂肪、炭水化物代謝障害のある多くの知的障害がある。胎児の脳は伝染病、中毒（水銀や一酸化炭素）、脳の腫瘍、難産などによって壊れることが多く、手足の麻痺や妙な運動を伴えば脳性小児麻痺である。

昔から野生児《ワイルド・ボーイ》が興味をひかれた。人間社会から隔離され動物と一緒に育った子どもである。こういう子どもは言葉ができず、四つん這いであり、視覚や嗅覚は動物なみに鋭い。泣いたり笑ったりもせず、せいぜい怒るくらいである。このような子どもは迷子か捨子で、あとで人に見つかって人間社会に戻されて観察されたものであるが、元来、知的障害であったのか、人間社会から離されていたためにそうなったのか、それはわからない。有名なのはアヴェロンの野生児《アンファン・ソヴァージュ》で、一八〇〇年頃発見された十歳ぐらいの少年であったが、いくら教育しても普通の人間の知能にまで達せず、辛うじて、やっと人間の社会生活ができるようになった。これも、もともと知的障害なのか、十歳くらいになって初めて教育を行ったのでは、よい脳を持っていてもすでに遅すぎるのか、の決定を与えない。二十世紀になってからもインドで二人のこのような子どもが見つかったが、やはりこの問題の決定的な解決を与えなかった。実験をすれば可能であって、生まれてまもなくの子どもを十年間まったく孤立させて育てれば、それも一人でなく何十人もそうすれば、ただちに判明するであろうが、そのような実験は行えないことである。私生児などでこういう非人間的な運命に育った子があるかもしれない。

やはり十九世紀の初め、カスパー・ハウザーという十七歳の少年がニュルンベルクで見つかったが、言葉もろくにできず、何の経験から得た知識もなかった。おそらく幼時からお家騒動の犠牲になって密室に幽閉された貴族の子であろうが、とにかく教育を受けて、だいぶ知能も発達したところ、残念なことには突然消されてしまった。誘拐されて暗殺されたのであろう。カスパー・ハウザー実験というのは幼動物をまったく隔離して育てる実験を言い、カスパー・ハウザー症というのは、今日の人間の疎外、孤独性による感情発育障害で、感情が鈍くなり、他人との接触が困難になり、共同存在になれないことを言い、またどこからか不意に現れ、またこの世から不意に消えてしまう人間のはかなさを言う。現代人の心の底に、このような人間疎外、孤独、はかなさの不安が潜んでいるなら、カスパー・ハウザー・コンプレックスと言う。

知的障害の軽いものはいくらもある。学校で成績がびりなのはこれである。ある才能だけ伸びないのも知的障害かもしれない。音痴と言えばメロディーを聞いてわからず、歌えば調子はずれとなるもので、音楽における知的障害である。しかし知的障害というのは知能全般について普通言われる。天才というと知的障害の逆で、知能が全般的に高いものを言うが、限られた知的能力が優れているものをも指す。たとえば計算の天才というのがあって、頭の中に計算器があるのかと思うくらいに暗算で桁《けた》数の多い加減乗除ができ、こういう人を使って円周率を小数点以下七百桁まで計算した人がいる。しかし、こういう計算の天才は計算器と同じで、問題を与えれば解答を出すが、自分で問題を作れないので、数学の天才ではない。知的障害で特別な記憶だけよくて、三年前の九月八日は火曜日というようなことをたくさん覚えている人がいるが、こういう何の役にも立たないことを覚えても使い道はない。これは賢いバカと言われる。生き字引きと言われて百科事典を頭の中にしまっているような人は、たとえば会社では重宝がられるが、案外偉くなれない。うまく事業に応用して開発していくことができないのである。数学の公式だけ知っていて、どんな問題でも解けるのは数学についての知能がよい。たくさんの問題の解き方を覚えて、試験のどんな問題にぶつかっても、前にやった問題だからできるというのは、努力家だが、数学の頭はよくない。公式も使えず、解き方を習っても理解できないのは、数学については頭が悪い。しかし、数学については頭が悪くても他のことについてはそうではない人が多いので、学校時代の成績のよかった人と悪かった人とでは、社会に出て何十年も経ってからは、頭の悪かった人の方が社会的に成功していることも多い。

知能があまりよくないのに、よけいなことに手を出して失敗するのも、知的障害と、ちょっと冗談めいて言うことがある。音楽会へ行って、終わったら一番先に手をたたいて人に感心されようと思って、そのくせその音楽をよく知らないため、終わらないうちに手をたたいて恥をかくなら、音楽の知的障害である。この場合、自分は音楽をよく知らないから、人が手をたたいてから、ゆっくりたたこうというなら知的障害ではない。自分の知らないことを知らないと自覚して、それに応じて、振る舞うのは知能が悪いのではない。ところで、たいていの人間はある点で知的障害で、数学の先生でも株を買って儲けそこなうことで知的障害であることがある。学校で成績優秀でも処世術は下手《へた》で、社会に出てからうだつのあがらぬ人は、これも一種の知的障害ではある。

一般的な知的障害は精神障害者の中で最も数が多く、人口の数パーセントを占める。軽いものはうまく社会生活ができるが、下積みの生活に陥ったり、ぐれたりすることも多い。軽症のものは知的障害のための特殊学級で教育されるが、その後の社会の受け入れ態勢は貧弱であり、今の社会は、農業にしても機械化されて知的障害には生きにくくなってきている。重いものは一生世話されなければならないが、その施設はひどく不足している。

私も以前、二十歳まで育てられた重い知的障害の女児を見たことがある。立って歩くこと、手で物をつかんで口に入れること、怒ること、二、三の言葉をオウムのように口まねすることができるだけで、一緒に歩くと小石を拾って呑み込んで、便に小石の斑点があるくらいであったから、味覚もないのであろう。額がなく、下顎がなく、鳥のような顔をしていた。泣くことも知らないのに、見棄てられた頼りない獣のような、わびしい表情をしていた。死後調べたところ、脳は二〇〇グラムしかなく、猿の脳ぐらいに簡単であった（正常者の脳の重さは一三〇〇グラムぐらい）。昔ガンパーという精神科の医者は大脳のまったくない子を生後しばらく自分の養子にして育てて、知能のまったくない子の原始的反射をたくさん見つけた。

老い

年を取ると皮膚がしなびるのと同様に、内臓も脳もしなびる。脳のしなびるのは脳の物質的破壊である。それで老人は記憶力が減り、愚かになる。生まれつきの愚かは知的障害であり、生後、知能がいったんよくなってまた衰えるのは痴呆《ちほう》と言って、脳の破壊を前提とする。記憶は必ずしも知能の前提とはならないが、一般に痴呆〔認知症〕の場合には記憶も悪くなり、ことに遠い過去のことは比較的よく思い出せるのに、近い過去のことは忘却され、新しいことも覚えられなくなる。この傾向は老人ぼけ、耄碌《もうろく》、恍惚《こうこつ》の人にいちじるしい。恍惚とはぼんやりしてわからないことであり、もうろくとは年を取りぼけることである。老人が新しい説を嫌い保守的になることさえ、軽いもうろくである。昔はよかったと言うのも軽いもうろくで、未来への進歩性がなくなるためである。老年に至るまで知的作業を続ける方がもうろくせず、引退楽隠居の身分になると急にもうろくするというのは、身体主義よりも精神主義的な見方によるので、いくら頑張っても、もうろくは逃れられないことも多い。ところが脳がしなびてもそれほどもうろくしない人と、たいしてしなびないのにひどくもうろくする人とあり、脳と心の関係はなかなか公式通りにいかないものである。

人間の寿命が延びても、知的に衰えずに、老人生活を楽しめるとは限らない。身体的には「健康」でも精神的には痴呆である老人が多くあるということは不幸なことである。痴呆が軽くても、ある老人は保守的で頑固になり、若い者と共同の生活ができず、ある老人は社会的関心を失い、孤独に陥って悩む。これは、痴呆と言うほどではないにしても、しなやかな心が失われて、若い者ほど環境の変化に適応して暮らすことができなくなったことを示し、老人になって足速《あしばや》に階段を高く昇ることができないようなものである。もうろくし、痴呆に陥っても、ニコニコして、うとうとしている好々爺《こうこうや》になれれば問題は少ないのであるが、文句を言ったり、すねたり、意地悪をしたりして、家人に嫌がられるようになり、あるいは勝手気儘な行動、危険な行動をして家人を手こずらせるようになると、家庭では看護不可能になる。同じ痴呆と言っても、知的能力が下がるというだけでなく、感情や行動の面にも変化が出てくるのは、脳が衰えると、ブレーキが利かなくなるためである。神経系の機能は、環境に対応してある行動をするときに、適当にブレーキをかけたり、ゆるめたりして、なるべくうまく環境に対応するようになっていて、その最も高い所にあるブレーキは知的な能力である。知的な能力と言っても、ずるがしこい、利にさとい、というのは本物ではなく、良心がある、自分を省《かえり》みることができる、人のために自分を犠牲にすることができる、ということが加わらないと、本物の知的な優秀さにはならない。

もうろくが進むと心は空っぽになる。知的なものも感情や欲望も消えかかる。喜びもなく悲しみもないので、間近に迫る死の恐怖もない。淡々《たんたん》とした悟りを開いた高僧というようになる幸運なもうろくもあるが、多くは垂れ流しの厄介者になる。昔は華々しかった人が、重い不治の病気になって苦しんで死ぬのは傍《はた》の者が見るに堪えなくても、まだ見るに堪えるが、汚いもうろく患者になって二年も三年も人に世話をしてもらい、自らは何も感じないというのは、見るに堪えない。患者自身は死の恐怖も痛みもないのであるから苦しみはないので、自らは幸いであるかもしれない。しかし自分が老いてこうなることを知れば、美の追求をした川端康成や三島由紀夫が、自殺をする気持ちもわかる。汚いもうろく患者は平和で何の苦しみもないという感じを与えない。傍で見ていてもやりきれない。華々しい以前の元気な姿を知っていると、よけいやりきれない。

人間は精神的にも身体的にも、その奥底は見るに堪えないものである。美人でもその内臓は生臭くて、赤黒くて、ぐにゃぐにゃしていて、初めて見れば気を失うほどであり、そこに病気——結核でも癌でも——があれば、よけい気味わるく汚い。ハンセン病はたまたま外から見える病気なので人に恐れられるが、結核でも癌でも外から見えたならばハンセン病と同様に恐れられるであろう。人間の排泄物でも汚く、臭い。

人間はどうして排泄物がきれいに香気あると感じるようにできていないのであろうか。化学的に分析すれば、きれいも汚いもない。しかし人間の感覚は排泄物の化学的物質を臭く汚いものと感じるようにできている。それでも糞ころがしの虫には排泄物はいい臭いなのであろう。色好みの平中《へいちゅう》（平貞文、恋愛説話『平中物語』の主人公）が懸想《けそう》して言い寄ってもまったく反響のない女房を疎んじようと思って、その便器を奪って中味を見たなら愛想も尽きるであろうと思ったところが、そのマリは香ばしいこと限りなく、イバリはなめてみれば苦《にが》くて甘かった。彼が思うには、「此ノ世ノ人ニハアラザリケリ、イカデカ此ノ人ニ会ハデハ止ミナム」と、とうとう焦がれ死にしてしまったとのことである。この物語の作者も人間存在の矛盾を感じていたにちがいない。

もうろくすると自分の排泄物を食べてしまうことがある。このときは頭がバカになって分別がないのだと解される。変態性欲で異性の排泄物を飲食する人もある。性愛が強いと排泄物まで美味に感じるのであろう。

環境汚染

現代は人間疎外の時代で、人間の作り出した機械や機構に人間がこき使われ、人間同士の心のつながりはなくなり、町には汚れた空気が充ち、水は濁り、若い者はその場かぎりの享楽に耽り、世も末であると言われるが、昔から今まで、今が末世ではないと言われない時代はない。昔も空気は糞臭に充ち、水は寄生虫の卵や細菌に充ち、生魚を食べればチフス、赤痢になるので、こわくて食べられなかったものである。

昔は糞《くそ》まみれで働いていた農家の主人は、今は自家用車を運転し、ヘリコプターで農薬が散布されて豊年が続き、どこの家の子も高校・大学へ行かれ、家事手伝いのなり手はなく、昔の哀史に出てくる女工は今は会社員となって、プレタポルテのドレスを着て、颯爽《さっそう》と一七〇センチの体でカッコよく風を切って歩くのは、末世とは言い難い。

けれども、自動車が増加して頭の怪我が殖えるのは困る。頭の怪我で瘤《こぶ》ができることは眼に見えるが、これは皮膚表面の出血やむくみ（浮腫）である。ところが硬い頭蓋骨の中にさらに水のクッションに包まれて充分保護されているはずの軟《やわ》らかい豆腐のような脳も、時速八〇キロの速度でぶっつけられてはかなわない。脳は瘤《こぶ》のように細かい出血やむくみを起こすのである。しかし瘤のように膨《ふく》れようとしても、外側に硬い骨がとりかこんでいるので、脳はひろがりようがなく、頭蓋骨の中の圧力が増し、血管は圧迫されて血流は止まり、神経細胞も圧迫される上に血が来ないので、窒息して死んでしまう。

こういう場合、精神的には、怪我をしてからしばらくのあいだ気を失って心はまったく空《から》である。その後むくみが引けば気が付いてくる。このときにうわごとを言い、夢を見ている。むくみが引いたあと、神経細胞の壊れ方が少なければ大して故障を残さず、神経衰弱的な心身の不調をきたすことがあるくらいであるが、壊れ方が多いと、脳は老人の脳のようにしぼんでしまう。これはレントゲンで証明することができる。頭蓋骨の中の脳の浮いている水を採って、代わりに空気を入れてやると、脳がしぼんでいれば空気が余計入って、レントゲン写真に映るので、脳のしぼんだことがわかる。この場合には、記憶力が減り、知能が低くなるのであるが、さいわい軽くても性格が変わり、活動増減状態、すなわち怒りっぽくて乱暴する、ものぐさになって何もしないなどの、性格の変化をきたす。こういう変化はもう一生涯治らない。

これと似たのにボクサー痴呆〔ボクサー脳症〕というのがあり、始終ノック・ダウンされているのは軽い自動車事故をくりかえすのと同じことであるから、事故でない事故で痴呆になることもありうる。

このごろは脳のレントゲン撮影がごく簡単に、苦痛なしにとれるようになり、コンピュータ断層撮影（CT、コンピュータ・トモグラフィ）、核磁気共鳴映像（MRI、マグネチック・レゾナンス・イメジング、脳の各原子は電磁場を作っていて、外から電磁波を入れてやると、原子の電磁場と共鳴するものが吸収されることから、脳のある断面の様子を撮影）などという便利な道具が作り出された。問題は器械の価格が億単位であることである。

三　夢幻

意識を失う

脳が破壊されれば知能が低くなるが、破壊まで行かなくても急激に冒されれば気が遠くなる。急激に冒すには、頭に打撃を与えてもいいし、強い電流を通してもいいし、酸素を減らしてもいいし、麻酔薬を嗅がしてもいいし、体の重い病気にかからせてもよい。気が遠くなることを意識を失うという。この場合には揺り起こしても目が覚めない。私たちが毎晩眠るときにも意識を失う。脳が急激に冒されて意識を失うのと、眠って意識を失うのと、どこがちがうのかと言えば、眠ったのなら揺り起こせば目が覚める、すなわち意識がはっきりするという点で、ちがうのである。

一方は病的な意識喪失であり、一方は健康な意識喪失である。

眠りに夢を伴うように、病的な意識喪失にも夢が現れ、このとき寝言を言えば譫《せん》（うわごと）と言い、まとまりのないことをベラベラ言う。譫とは多言のことである。こういうものは気のふれ、狂にも相当する。夢、まぼろし、うわごと、ねぼけ、うかされた状態、わけもわからずに妙なことをやる、というのは、健康な眠りのときよりもいちじるしい。

ハムレットの有名なモノローグ、「トゥ・ビイ・オア・ノット・トゥ・ビイ・ザット・イズ・ザ・クエスチョン」（生きながらえるか、死ぬか、こりゃ大問題だ）の先は、こうなっている。

死ぬとは眠ることだ
それだけのことなのだ　眠って　心の痛みと
肉がうけついでいる　幾千もの打撃を終わらせられるとわかれば
それは願ってもない目的地だ　死ぬことは　眠ることだ
眠るんだ　すると　夢をみるかもしれぬな
うん　ここに問題があるんだ
この肉体を振りすてたときに
どんな夢が　眠りの間に現れてくるのか

それがわれわれをちゅうちょさせる
死後の世界の恐れさえ　なければなあ
一人の旅人も戻ったためしのないあの　未知の世界の恐れ
これが決心をゆるがせるのだ

＊　＊　＊

深い眠りは意識喪失であり、心はまったく空虚である。これは死における精神状態、死の体験と同じことである。このときにやはり夢が現れるものであろうか。われわれは死においては夢はないと思うのであるが、一人の死者もよみがえって教えてくれないのだから、何とも断言できない。死んだと思った人が何かの拍子に生き返って、そのときの体験を語ってくれることがあるが、そのときはまったく空虚で、夢もなかったということが多い。空虚だとも感じない。まったく何もないのである。しかし生き返るのは本当に死んだのではないから、それは死の体験とちがうと言われれば何とも言えない。あるる重い病気の患者が意識喪失からよみがえったとき、こう言った――私は川の向こうで死んだ母が私を手招きしているのを見ました。お母さん、いま行くから待ってて、と私は叫びました。ところが、どうしても川を渡れないのです。そのうちに母はだんだんと向こうへ行ってしまいました。私があのとき川を渡っていたら私は死んでいたのですね。——そうかもしれない。しかし死ねなかったから、こう夢の報告をしてくれたのだ。

人は誰でも夢も見ずに熟睡したいと言う。しかし死は熟睡と同じだと言ってもやはり死を恐れる。それは死は永遠の熟睡だからである。しかし死んでしまえば死の恐れも感じないはずである。私も運動場で頭を打って気を失ったことがある。その間ちゃんと歩いて治療を受けて、応待もして、自分で上衣をぬいで寝床に入ったのだそうだが、私の体験としては、気がついたら寝床にいた。その前は運動場にいたというだけで、意識を失って何かしていたことはまったく知らない。この時間は数十分であったが、死はこれが永遠に延びるわけである。

中毒や急性伝染病で脳が急激に冒されるとき、あとで脳が壊れるにしても、もと通りに回復するにしても、意識が冒されるのである。伝染病のチフスのテュフォス〔Typhus〕という文字は煙という意味で、意識がもやもやと曇ることである。一酸化炭素、農薬など、このごろ問題になっている公害による中毒の急性なものでも同じことである。最もありふれたものはアルコール、睡眠薬、モルヒネなど、みずから求めて意識喪失を楽しむという中毒嗜好もある。中毒症状としての快感を楽しむため中止することができなくなるが、このときは楽しい夢を見ることが多い。アレクサンドル・デュマ、ド・クィンシー、ボードレールなど好んでこういう夢を体験して文章に述べている。こういう人にとっては「夢も生なり《デア・トラウム・アイン・レーベン》」である。このごろはマリファナ、ＬＳＤ、手軽にはシンナー、接着剤などで同様の状態を楽しめる。ＬＳＤでは意識を失わずに幻を見ることができる。マリファナはハッシシュとも言い、インド大麻にふくまれるカンナビノールがそういう作用をあらわす。ＬＳＤは麦角《ばっかく》という麦のカビから採った子宮収縮剤リゼルグ酸という物質をちょっともじったもので、一ミリグラムの何十分の一という針の先ぐらいの量で幻を起こす。美しい色彩のある超現実的な世界が見えてくるのだそうである。これに似たものはメキシコのサボテンにあるメスカリンで、メキシコ原住民は昔からサボテンを宗教的に用いて、神や極楽を見ていた。

　これらは人工的な夢であるが、私たちに毎日おとずれる夢は見た方がいいのか、見ない方がいいのか、調べてみると誰でも毎晩四、五回、毎回十五分から二十分ぐらいずつ夢を見るのである。覚えている夢は朝眼が覚める直前のもので、夜中の夢は見ても朝起きたときにはまったく覚えていないものである。夢を見ても見たという覚えはないのである。夢を見ない眠りというのはない。ゆうべ夢も見ずに熟睡したというのは、忘れているだけのことである。ゆうべよく眠れず夢ばかり見ていたと言っても、夢を見ているのは眠っている証拠である。ただよけい思い出せるというだけのことである。眠っているときに夢を見ると、眼の玉が速くきょろきょろと閉じた瞼の下で動くから、このとき揺り起こして、どんな夢を見ていたか問い質すのである。また夢は幼児の方がよけい見、年をとると夢が減るのは、夢に悩みの種が象徴的に現れることが多いため、夢は悩みのはけ口とされるから、夢を見なくなるのは悩みが減って大悟徹底したためと思われるが、悩みが減るのは脳が衰えたためかもしれない。孔子も、私も年をとって弱ったものだ、もう夢に昔の聖人が出てくることもなくなったと言って嘆いている。人は覚めて働いているのが本当の生活ではなくて、夢を見ているのが本当の生活であり、本来の夢を見る生活をするために覚めて働いているのかもしれない。乳児の睡眠はほとんどみな夢ばかりである。

しかしまた夢は狂気であると言う人もいる。夢は人間が現実から退行した状態で現れ、狂気もやはり現実からの引っ込みであるから、狂気とは覚めて夢見ることだと言う人がいる。夢のうわごとと、狂気のたわごと、夢と狂気の幻覚は、ほとんど同じである。フランスでは妄想のことをデリール〔délire〕と言うが、うわごと、狂気のこともデリールと言う。デとは脱線、リラとは畦道《あぜみち》のことで、正道を踏み外したという意味である。このように夢と狂気とは非常によく似ているが、まったく同じとも言えない。睡眠は脳の奥の方にある睡眠中枢のはたらきによる。睡眠中枢と言うより覚醒中枢である。この中枢は何をするのであろうか。睡眠と覚醒のスイッチを切り替えるような役をするらしい。このとき現実の世界は断たれて、夢あるいは無意識の世界に移る。病的な意識喪失のスイッチは睡眠のスイッチとはちがうらしいが、同じようなところにあるらしい。狂気のスイッチは眠りや意識喪失を起こさずに夢の世界だけを出現させる仕掛けである。

荘子が夢で蝶になった。ヒラヒラと舞っているときは荘子であることを知らなかった。ふと覚めてみると、それは荘子である。荘子が夢を見て蝶になったのか、蝶が夢を見て荘子になったのか、これは証明のしようがない。夢と現実とは区別があるが、どれが本当であると詮索してもはじまらない。現実は現実、夢は夢としておくよりしかたがない。現実が夢かもしれず、夢が現実であるかもしれない。

しかし、そうは言うものの、現実と思っている生活では、夢と現実を区別しないと都合が悪い。紙の表側は現実であり、裏側は夢の世界であって、脳の奥のスイッチは、この表と裏とを切り替える。狂気になると両方一緒になってしまう。表と裏と一緒になった紙というものは実際に存在する。位相幾何学のメビウスの帯がそれで、表は裏であり、裏は表である。メビウスの帯は、紙を帯状に切り、輪にして一回ねじり、表を裏に貼り合わせたものであるが、こういう帯では表と裏の区別ができない。狂気の脳内スイッチは現実と夢とを、メビウスの帯のように、切り替えるのである。

新出現病とその消失

海の中に新しい島ができて、またじきに沈んで消えてしまうことがあるように、新しい病気ができて、じきに消えてしまうことがある。脳の梅毒はこのような病気である。

ある中年の男性が、それまで華々しい社会生活をしていたのに、疲れやすくなり、ちょっとした仕事のまちがいを起こしても自分で気づかず、物忘れをし、怒りっぽくなる。これらの症状は、このごろ少し過労であったからとか、多少心配事があったからら「神経衰弱」気味なのだと片づけられる。しかし、これは梅毒性脳炎の前駆期症状でもある。多くの患者では、このまま次第に痴呆がいちじるしくなり、精神的にひどくぼけ、身体的に恐ろしいくらい衰弱し、三〜四年で死んでしまう。しかし典型的と言われる華々しい症状がある場合には、誇大妄想のある好調な状態に陥る。自分は万能であり、大金持ちであり、世界の征服者であり、神の子であると思う。ニーチェはこの病気のときに、世界は光明に満ち、天は喜びにあふれていると言い、自分は十字架にかけられたもの、あるいはディオニソスであるなどとも言った。わが国の昭和ファシズムの思想的支柱であった大川周明は、スガモ・プリズンの中でこの病気にかかったとき、自分はキリストの弟であり、マッカーサーの同胞であり、地球の中心を通って一瞬にしてワシントンへ行けると、日本人に対しても「英語で」言った。俗人はもっと俗っぽい妄想を持つ。私は妾を百人持っている、何千億円の金を持っている、それをいくらでもお前に分けてやる、と保守的政治家のようなことを言う。

次第に痴呆が進んできても、患者は満足して健康と感じる。痴呆は大脳の破壊がいちじるしくなった証拠であるが、なぜある患者は誇大妄想を持ち、ある患者は何の華々しい症状も示さずにぼけてしまうのかはわからない。神経も麻痺するので顔にしまりがなくなり、口がよくまわらなくなり、身体的にもよけい愚鈍に見える。この病気に特徴的なことは、瞳孔に光を入れても小さくならないことである。

梅毒は、一四九二年、コロンブスのアメリカ大陸発見でタバコと共にヨーロッパに持ってこられ、一五一三年に日本まで伝わってきた。ヨーロッパ文明よりすみやかな伝わり方であり、種子島に鉄砲が伝えられたのは一五四三年である。しかし脳が冒される患者が発見されたのは一七九八年、ロンドンのベツレヘム精神病院で、薬剤師のジョン・ハスラムによってであった。そして一八二二〜二六年にフランスのベールやカルメイユによって慢性脳膜炎、脳炎があることがわかり、診断が確実に行われるようになったのは一九〇六年のワッサーマン反応の発明以来であり、脳中の梅毒病源体の発見は一九一三年ニューヨークのロックフェラー研究所の野口英世によってであった。

梅毒はもともと皮膚病であったのであるが、脳に入るようになったのは、文明が進んで人間がよけい頭を使うようになったせいで、文明国には脳の梅毒が多く、発展途上の国には少ないと言われた。しかし、これはヨーロッパ人の勝手な意味づけで、実は梅毒を治そうとして種々の薬、水銀、砒素などで梅毒菌をいためつけたので、元来皮膚病を起こす菌を地下に追いやって脳の中に潜入させたものらしい。脳の中にはなかなか毒薬が入らないように自然の防御があるので、菌が脳の中に潜入すると、退治のしようがなかった。それでニーチェも死んでしまったのである。

しかし、オーストリアのワーグナー・ヤウレッグが、マラリア療法と言って、人間をわざとマラリアにかからせて高熱を何回も出させると脳梅毒が治ることを見つけて、一九二七年にノーベル賞を与えられた。ところが戦後ペニシリンが発明されてから脳内の梅毒菌は影をひそめてしまった。それで大川周明は治ってコーランの翻訳さえしたのである。しかし一度狂人となった人は罪を免れうるので、戦犯を免除された。

戦前は病人を見たら梅毒と思えと言われるほど多かった患者は今日ではほとんど消滅して、年に一回医科の学生に患者を見せることもできない。しかし以前も梅毒患者で脳梅毒を起こすのは百人に三～四人ぐらいであったから、梅毒患者の数から言えば脳梅毒はそう多くはなかったわけである。とにかく脳梅毒は彗星のごとく現れて猛威をふるい、また彗星のごとく消えようとしている。けれどもこれは見せかけで、近いうちに抗生物質の効かない強い梅毒菌が勢いを得てきて、もっと悪性な梅毒性脳炎が現れるかもしれない。今はエイズ精神病が代わった。

ところが梅毒性脳炎とわかっても、さまざまな疑問が提出される。ニーチェはどうしてこの病気になったのだろう。あの、妹と近親相姦のあった、独身の、実存哲学の祖の、大学教授の、超人の、神は死んだと叫んだ、クリスチャンのニーチェがどうして梅毒にかかったのかは『ファウスト博士』を書いたトーマス・マンにでも尋ねてみるしかない。矛盾を抱えた天才はどうもこういう悲劇的な生涯を作り出すものである。

大川周明もどうしてこの病気にかかったのだろう。彼の夫人によると、元来彼は性的不能者であったので、夫人との間は兄と妹の如くであった。といってもニーチェの兄と妹との関係とはちがった意味においてである。彼がキリストの弟だと言ったのは、まったく無意味のことではなく、彼の血にはユダヤ人の血がまじっていたのである。狂気になるとまったく無意味なことを言うのではなく、平生隠れている心の底の秘密が現れてくるのである。正気のときには国粋主義者で、コーランの訳者である人が、狂気になるとマッカーサーの弟でキリストの弟だというようなことを言うのは、ただ妄想と簡単には片づけられない。ヒトラーはノイローゼの性的不能者であったのだが、ドイツと日本の戦争イデオロギーのオーソリティが両方とも似たところがあったことも不思議なことで、とにかく心の底に激しい矛盾を蔵している人が、たいへんな騒動をしでかすことがあるのである。

脳梅毒と梅毒性精神病とは厳密に言うと名称に相違があり、脳梅毒は第三期梅毒の脳膜炎で、神経の麻痺や軽い精神障害を起こすだけで狂人と言われるほどのことのないものを言い、第四期梅毒で伝染後十年もして起こる脳膜炎脳炎は進行性麻痺と言われ、以上に述べた梅毒性精神病はこれにあたり、ここではこれを脳梅毒としておいた。

進行性麻痺が精神医学に与えた大きな貢献は、これが精神病の手本になったことであった。梅毒という原因で起こり、定まった症状を呈し、脳に一定の顕微鏡的変化、体液に一定の化学的変化をきたし、定まった経過をとり、治療も定まっているということから、こういうものを一つの単位として病気の模範になるものとし、混沌とした精神障害をいくつかの単位的な病気に分けようとする試みによって、早発性痴呆（精神分裂病〔統合失調症〕）と躁鬱病が単位としての病気であるかの如くに定められている。

しかし、この二つの病気はだいたい症状と経過だけが一定しているだけで、他の点ではどういうことになっているかわからない。脳の梅毒の症状は一定かと言うと、充分症状が出そろった場合には痴呆がはっきりしているので特徴的と言えば言えるが、痴呆は脳梅毒に特徴的であるとは限らず、脳が広く破壊される病気には皆現れるし、初期から痴呆がはっきりするまでには、神経衰弱、活動増減、幻覚妄想の各時期を通過するので、脳梅毒に特徴的な精神症状というものはないのである。ワッサーマン反応〔梅毒血清反応の一つ〕が発明されてから脳梅毒が減ったのは、それまで脳梅毒と診断していたもののなかに誤診がたくさんあったからで、精神症状だけでは確実な診断はできないのである。それゆえ精神分裂病〔統合失調症〕と診断しても、将来、それは誤診であったということになるかもしれない。精神分裂病と診断して脳のまわりの液を採ってワッサーマン反応が出れば、それは脳梅毒であって精神分裂病ではないということになる。

このような華々しい病気も、はかなく消え去ろうとしている。これはペニシリンのためか、文化の変化のためか、まだ不明である。昔からあった病気で消えかかっているものには、トラコーマ、脚気、ハンセン病、チフスなどがある。脳梅毒の犠牲になった人には、モーパッサン、スメタナ、シューマン、レーニン、ウィルソン（大統領）がある。レーニンがこの病気で死んだという証拠はないが、レーニンが死ぬ前に精神障害を起こしたらしく、ドイツのライプチヒ大学の神経内科のシュトリュンペルと精神科のブムケが招聘《しょうへい》されたことは確かである。その頃ベルリンの脳研究所に偉人の脳を調べて、脳からその人の偉大さを証明しようとしていたフォークトという大家がいて、レーニンの脳を調べると予告をしておきながら、何の発表もなかったので、ドイツの口のうるさい連中が、発表しないところをみるとレーニンの脳の顕微鏡写真には公《おおやけ》にしては都合の悪いことがあるにちがいない。それは梅毒性脳炎しかないと推理しただけのことである。もしかしたら、ひどい動脈硬化で脳が壊れていて、偉大性を証明する材料にならなかったのかもしれない。

発作病

発作《ほっさ》というのは、健康な状態から突然短時間発病して、また元に戻ることで、ここで発作病と言うのは、突然意識を失い、ひきつけ、痙攣《けいれん》を起こす、癲癇《てんかん》という病気を言う。癲癇とは感じの悪い字で、癲《てん》とは狂気のことであり、「喜び多きを癲となし、怒り多きを狂となす」と中国の昔の医書にある。癇《かん》とは「小児の癲病なり」としてある。それゆえ、てんかんとはこの病気をあらわしている名前ではない。ギリシアでは神聖病、モルブス・サーケル〔morbus sacer〕、セイクリッド・ディジーズ〔sacred desease〕と言った。学名ではエピレプシー〔Epilepsy〕というギリシア語を用い、これは引っ捉えるということで、神々に引っ捉えられるので、神聖病なのである。中国では癲《てん》疾《しつ》という名で、てんかんのことを記している。エピレプシーという言葉から言うと発作病が当たっている。

発作病のときには、意識喪失と痙攣《けいれん》の発作のほかに、ときどき動機のない、不機嫌な、怒りっぽい期間を示したり、意識を失ったまま、乱暴や奇妙な行動をして、己にかえるとその異常行動の間のことを思い出せないこともある。これを朦朧《もうろう》状態と言う。ある人が突然朦朧状態になって、駅へ行って切符を買って二時間ばかり先の目的地の駅に降りて、意識が元に戻り、自分はどうしてここにいるのかいぶかった。切符を買ったことと列車旅行のことはまったく思い出せなかったが、とにかく正しく旅行はした。このような状態は酒に酔って前後不覚になったときにもあり、こういう状態で危険な行為をして、あとで気がついてまったく覚えがないということがときどきある。このような発作は少なく、ほんの数秒間気が遠くなって妙な簡単な行動をするだけの発作の方がずっと多い。

発作病が長年つづくと知能が低下することがある。発作のときには脳の血液循環障害が起こるので、長年のうちに脳が広く壊れるためである。

以前には発作病の原因がわからなかったので、遺伝病とされたが、脳に何かの物質的損傷があれば、この病気になることがあるとわかった。その脳の損傷は何でもよいのであって、頭の外傷後の脳の疵《きず》でもよいし、脳炎や脳膜炎の治ったあとの引っつれでもよいし、出血のあとでもよいので、難産のあとに子どもに発作病が現れることがある。胎内での中毒や病気のために脳に疵がつくことも多いが、このときも生まれつきの知的障害、脳性小児麻痺と発作病を併せ持つ。とにかく、あらゆる脳病に発作病が起こりうる。

また重要なことは、脳の有る生物には何かの方法により必ず発作病を起こせることである。頭部に数秒間電流を通じたり、興奮剤を用いたりすると、必ず誰にでも発作が起こる。もしある悪人がいて、小さな発電装置をポケットの中に入れておいて、前を歩いている人の頭部にいきなり電極をつければ、即座にその人は気を失って倒れ、痙攣し、数分間は気がつかないので、その間に持ち物を奪い去られても、被害者は気がついたときに自分にこういう状態があったことをまったく知らないのである。発作病のある人の脳表面の電位の変化の時間的変動を調べると正常の人とちがった波形が得られるので、この病気であることが発作を見なくても見当がつく。

ナポレオン、マホメット、ドストエフスキーが発作病であったことは有名である。ドストエフスキーの発作の数秒前にはすばらしい体験があった。

天が地面に降りて来て私を呑み込んだ。本当に神が感じられ、ああ、ありがたいと私は叫んだ。そして何もわからなくなった。諸君は健康者だから、われわれてんかん患者が発作前の瞬間に感ずる幸福感がどういうものか知るまい。マホメットは天国を見、天国へ行ったとコーランに書いてある。この幸福は人生の与えるどんな喜びとも交換したくないくらいのものだ。

しかし、多くの発作病の病人にはこういうすばらしい体験はなく、自分に発作病があることさえ知らない人もいる。発作病では、ほんの二～三秒気を失うだけで、痙攣を起こさない人も多いが、自動車の運転は危険である。昔から水てんかんというのがあって、川や池の小波に陽が当たってチラチラしているのをじっと見ていると発作を起こす人があったが、今はテレビてんかんがあって、テレビのちらつきを近くで見ていると発作を起こすことがある。

この病気のときには薬を長年月続けて服用していれば、発作の起こるのを予防できる。服用を忘れると発作が起こる。とにかくこの病気はわれわれに非常に身近な病気で、自動車事故のあと、いつこの病気になるかわからないのである。また公害によってもこの病気にかかる可能性が大きい。

四　地獄と極楽

来世

地獄と極楽、地獄と天国という観念は昔から人間の心の底にあって、折にふれて心の表面に現れてくる。それは罪の意識、深い苦悩、生死の境、悲惨な状態、存在の意味を考える事態に陥った場合であり、そこからの救済を求めるときである。狂気はこのような深淵と彼岸とをいきなり示してくれる。

意識的にこの極限の状況に立ち至り、この深淵と救いとを体験した者は、さいわいにして元の状態に戻れたときに全人的な震憾をいつまでも残していて、いわば悟りを開いて、以前とはちがった、高い段階の人間になるのであるが、狂気のためにいきなり深淵や彼岸を見てきた者は、治ったあとでまったく元の人間に戻ってしまって、あの体験してきた深淵をよく覚えていながら、さっぱり身についていないことが多い。これは不思議なことである。一歩一歩崖《がけ》をよじ登って山頂に達した感激の記憶と、ケーブルカーで上がったときの山頂の光景の記憶のようなものであろうか。しかし、とにかく狂気は常人のなかなか見られないものを手軽に見せてくれるという点で、病気の当人ではなく、その周囲の人間に深い印象を与えるのである。

内因性精神病とされる病気の一つの躁鬱《そううつ》病は、躁病と鬱病の二つの形の発病を示し、いずれもひとりでに起こって、ひとりでに治るように見える。妙なことには地獄に転落する鬱病の方が、極楽にはばたく躁病よりもはるかに多いのは、人間が元来罪深くて、極楽に行ける自信のある人はごく少ないせいかもしれない。

たいして動機もないのに、あらゆる生活の気力を失うことは誰にでもあることであるが、鬱病と言われるときにはその程度がいちじるしい。軽い場合には元気がない、何事も億劫《おっくう》である、おもしろいことがない、しっかりしない、ぐずぐずしているくらいで、自分も他人も大した病気とは思わず、心の病気ではなくて、体がどこか病気だからこんなに億劫《おっくう》なのだと思い、社会生活上日常よくぶつかる困難、たとえば商人が少し損をしたとか、学生が試験に失敗したとかが動機となって、このように元気がなくなり、気がふさぐのだと思う。狂気と言っても主な症状は、元気がない、気がふさぐ、憂鬱である、物憂《ものう》い、日常の簡単な仕事も億劫でできない、用事をする気がしない、おもしろいとい

経衰弱的な症状である。

さらに進むと、自分はもうとても駄目だ、何事もうまくできない、これは過去の罪の報いだ――その罪というのは二年前に十円玉を拾って着服したようなことである――、日常しなれた仕事も山のような重みでのしかかってきて、手に負えない、何の楽しみもない、平生好んだテレビを見ても笑えないどころか見る気さえしない、食欲はなく不眠症で、便秘し、腹の中は汚いものでいっぱいになり、このまま死んでしまうであろう、ついにあらゆる希望はなくなり、将来は考えられず、暗い過去にのみ囚われ、深く絶望し、治る可能性など考えられず、第一病気ではなく、何かしらひどいことになってしまったので、治療などということはありえないと思う。この状態は名状しがたい、地獄の苦しみよりひどいもので、自殺して地獄に堕ちる方がまだましであり、死のみが救いであるが、死んで天国へ行けるなどとは決して思わない。地獄へ行くために死ぬのである。それでもまだ救いなのである。しかし自殺を試みうるくらいのものはまだ軽いのであって、重いときには自殺を企てる気力さえない。まったく救いようのない泥沼の中に呻吟《しんぎん》するのである。死ぬことさえできず、永遠の苦しみを生きねばならない。永遠に生きるという妄想は楽しいものとは限らず、鬱病ではこの苦しい生を永遠に生きねばならぬという妄想のために自殺を試みるのである。

鬱病という病気の単位が作り上げられたとき、ひとりでに起こり、ひとりでに治るということと、治ってもある期間をおいて何回も再発をくりかえすということが指標となったので、循環性の病気とも言われる。反復されるのは必ずしも地獄ではなく、その向こうの天国、すなわち躁病《そうびょう》のこともある。ひとりでに動機なしにということは、内因性という言葉で表される。

何が病気か

悲しみ、絶望は、病気とは関係なく、被《こうむ》った運命の打撃にもよる。この打撃によって絶望するのは「人情でわかる」ものであり、ひとりでに起こるのではない。ところで、何か大きな打撃のあとにすみやかに立ち直れる人は健康と思われ、親しい人を失ったことを一生涯嘆く人は健康と思われないのは、おかしなことである。心情の深い人の方が病気のように見える。けれども精神医学は普通もっと表面的なものしか見ない。個人・社会生活に困難をきたすような人間をすみやかに社会生活に適応させるのが目的なのであるから、言わば何の悩みもなくぼやぼやとその日その日を送っている、ジャックとジル、太郎と花子、張三と李四（平凡でありふれた人たちのこと）を健康者と見なす。

医師は価値というものをあまり考えてはいけない。日常のありふれた、その辺にごろごろしている、くだらないもの、ハイデッガーの言うマンが一番よいものだと考える。実存に思いをひそめて悩むような人間より、マンボを踊っているいかれた若者の方を、より健康とせざるを得ないことが多い。人生ついに不可解と言って自殺を企てる青年がいれば、一杯やって陽気に騒ぐ人間にしようと思う。とにかく悩まずに生命をながらえさせるのが第一の任務であると考えるのである。価値があろうとなかろうと、とにかく生命を保つことだけが問題なのである。明日死刑になる犯罪者が虫垂炎を起こしても手術をするのである。それで酒を飲んで酔いしれて愚かな生活を送っている人間には、人生の深い意味に思いを致せとお説教するし、人生の意味を考えて絶望する者には、まあ一杯やって愉快にやろうと言い、みずからは矛盾を感じていやになってしまうのである。

ところで、とにかく、経験上、動機のある憂鬱は、動機の処理、あきらめ、超越、宗教によって治せるものであるし、内因性鬱病はこういうことではどうにもならないことが知られている。このことは医者でない人にはまったくわからない。憂鬱にはまともな憂鬱と狂った憂鬱とがあり、その区別は専門医にしかできない。鬱病は励ましても慰めてもどうにもならず、辛抱させて時を待たせればいつか必ず治るものであるが、それは一ヵ月先なのか、一年先なのかわからない。近頃は抗鬱薬ができて、たいていのものは一〜二ヵ月で治ってしまう。この薬には愉快にする作用はないので、普通の人が服用しても愉快にはならない。あるいは電流を頭に通じて人工てんかんを起こさせると、たちまち治る。てんかんによって、意識喪失の死の世界を心の底が経験して、びっくりして治ってしまうのだろうか。人工てんかんは、うまく施行すると本人には何も意識されないのに、何回も反復していると非常な恐れを抱くようになり、その機械を見ただけで逃げ出すくらいになるものである。当人に尋《たず》ねても、何が恐ろしいのかわからないのに、ひどく恐ろしいのだと言う。頭に電気を少し長くかけておけば死んでしまうのであるが、とにかく大変なことが起こっていると、意識しなくても知っているものらしい。

先に述べたように、鬱病の患者はあれほど絶望し、地獄以上の苦しみをなめてきたのであるから、治ったあとに悟りを開いて、深みのある人間になっているのではないかと期待すると、発病期の体験は覚えているのに、けろりとして、単なる平凡人として、次の発病期まで平気で暮らしているのは不思議なことである。

極楽

鬱病《うつびょう》と逆の躁病《そうびょう》では、元気溌剌《はつらつ》として、朗らかで、意気昂揚し、自信が強く、能力感に満ち、おしゃべりで、おせっかいで、生活を楽しむ。鬱病と同じように眠れないが、不眠症に苦しむこともなく、短時間しか眠らずに活動できることを楽しむ。しかし、この活動は効果が少ない。一つの仕事をまとめることができず、次々と目先の変わった仕事に手をつけて、完成しないうちに他の仕事に移るので、結局何も成就しないのである。周囲の者にとっては、うるさい、軽率な、浪費する、争いの多い、厄介な人間で、羽目をはずして何をしでかすかわからない。楽しくて、喜んで、踊りまわり、高く跳び上がっている。いちじるしくなれば有頂天になり、無限の力を感じ、この世が天国と感じられるようになる。

天上と地下

善いものは上に、悪いものは下に、絶望はあとに、希望は前に、というように、価値と方向が結びついており、天国は上に、地獄は下に、光は上に、闇は下に、というように、人間では誰でもこう定まっている。躁病の病人は前上を向いて、明るいところに大手を振って出て行き、鬱病の病人は室の暗い隅に退いてちぢこまっている。天国と地獄、極楽と地獄はキリスト教や仏教にだけある観念ではなく、人間一般にある心の底の故郷である。善行や罪の結果、天国あるいは地獄に到達するというのは、人間は何でも因果的に考えないと納得しないという根本的な性質によって考え出されたものである。因果的に考えるのは科学の始まりでもあり、宗教の始まりでもある。わが国でも、古事記によると、地下に暗い不潔な黄泉《よみ》の国があって、死んだ人はそこへ行くし、そこへ死んだ妻イザナミを訪ねて行ったイザナギは、不潔を祓《はら》うためミソギをして、眼を洗ったときにアマテラスが生まれた、というように、地の中は不潔な死人の居所である。

天国と地獄を現してみせる躁鬱病は、しかしわれわれの愉快や悲しみと似た状態なので、狂人のように見えることは少ない。ことに鬱病は精神医以外では、神経衰弱とかノイローゼとして取り扱われて、突然自殺するので驚く。普通の人には鬱病の人の地獄の苦しみ以上の苦しみを見て取る能力がないのである。何も大して動機がなければ、そのような苦しみを感じるはずはないではないかと思い、病人の苦しみをまじめに取らない。しかし、神経衰弱のように見える鬱病のあることを他科の医者も認めだして、仮面鬱病と言い、鬱病でありながら神経症の仮面を被って鬱病の正体を示さないものとするが、精神医はこれをもとから鬱病としていた。精神科へ行けば鬱病、内科へ行けば神経症となっていたわけである。

不思議なことには、躁病は少なく、鬱病が非常に多いということであって、これは人間が元来罪悪の経験を必ず持つために、どうしても因果的に地獄に堕ちることを心の底で予想しているためであろう。躁病になるような、極楽へ行けるような人間はだいぶおめでたい人間なのであろう。実際、鬱病の患者の苦しみはひしひしとわれわれに迫るし、躁病の有頂天は軽々しく、ばかばかしいくらいである。

躁鬱病になる人は一般に知能はよい。知的障害の人はめったに躁鬱病にならない。それゆえ自然科学者で優れた人には躁鬱病的な人が多い。ゲーテは躁鬱病的であったが、グレートヒェンを殺したファウストでも天国へ行かせるほど躁病的な幸福な人であり、ウェルテルも、自殺こそしたが、甘い悲しみで、地獄の苦しみは知らないようである。夏目漱石も躁鬱病であったが、ゲーテより深刻で皮肉なのは、次の章で述べる精神分裂の要素が入っているためで、『道草』はほとんど精神分裂的な作品である。

躁鬱病の患者はそれほど狂ったように見えないために、われわれに不思議な感じを与えない。われわれの持つ自然の喜びや悲しみに似ている。それで精神医はこの病人に会うとつまらないのである。ただ、かならずよくなる、よくすることができる、というために一〇〇パーセントの希望を持てる。ただ治る前に自殺をしてしまうので困る。自殺を企てるような病人がけろりと治ってしまうのを見ると、家人には感謝されるし、医学の力を誇れるような気になるが、放っておいてもいつかは必ず治る病気であるから、医師が治したと思うのは、治る時期が来たから治ったのではないかと言われると、まちがいであるかもしれない。絶対に自分が治したのだとは言い切れない。経験上は治療によってすみやかに治ると言ってよいが、次の発病を予防することはできない。次の発病が一年先か、十年先か、それもわからない。発病しても必ず治ることは確かであるが、それが一ヵ月先か一ヵ年先かはわからない。患者は鬱病のときの地獄よりひどい苦しみからよみがえって、あとにその体験の痕跡をいくらも残していない、元のありふれた人間に戻ってしまうのであるから、医者はよけいつまらない思いをする。

鬱病の病人の地獄体験はわれわれに充分通じないため、うっかり軽く考えているうちに自殺されてしまい、せっかく治るはずの病人を台なしにしてしまうので、われわれはあとになって自分の迂闊《うかつ》さを後悔する。薬を与えるときにさえ患者に全部手渡してはいけない。一度に全部服用して自殺をはかるからである。躁病の病人はこの世の天国で軽卒に踊り回って、厄介な事件、浪費や性的放埒《ほうらつ》のため他人が迷惑する。

躁鬱病は更年期に発病することが多いのであるが、妙なことに、この時期には躁病の形で来ることはほとんどなく、いつも鬱病の形で出てくる。老年になっても多くは憂鬱な気分の精神障害が多い。これは老人の孤独、見捨てられた状況、不治の身体障害に対する悩みによることも多いが、こういうことがまったくなくても憂鬱になるのは、生の終わりが極楽につながるよりは地獄につながるという気持ちが万人の心の底にあるからでもあろう。多くの体の病気の最後は苦しみである。その先に地獄の苦しみが待っているというのは霊魂の不死、永遠の生を求めるからである。人間は死後何もなくなってしまうとは考えたがらない。ソロモンのような知と富にめぐまれた王でも、晩年には「空《くう》の空《くう》なるかな、すべて空なり」と言ったが、この空は東洋人の考える空とはちがうようである。「ヴァニタス　ヴァニタートム、オムニア　ヴァニタス」「ヴァニティ　オブ　ヴァニティーズ、オール　イズ　ヴァニティ」「エス　イスト　アレス　ガンツ　アイテル」「空之又空、光天之下、営営操作、何益之有」と伝道の書で言っている空、ヴァニティ、アイテルとは空《むな》しさのことで、人間がやることは皆空しいものだ、というだけのことである。そして、ソロモンは最後の審判と神の救いを信じて、神は義人と悪者とを裁きたまわんと、天国へ昇るか地獄へ堕《お》ちることを期待している。西洋人にもインド人にも死後の虚無ということは考えられなかった。

五　無

精神分裂病〔統合失調症〕

内因性の精神病は少なくとも二つあり、それは躁鬱病と精神分裂病であると仮定された。躁鬱病は狂気らしくない病気であり、精神分裂病はいかにも狂気らしい病気である。というのは、この病気の状態が、われわれによって人間的に、人情として、わかりにくいからである。狂気というものがどうしてこういう形をとるのか、不思議なものであり、われわれの気持ちの思いも及ばないように見えるからである。今日の精神医学では、精神分裂病の謎さえ解ければ、あとは大して不思議なことはないと思えるくらいである。不思議と言えば、躁鬱病がなぜ周期的に地獄と極楽を見せてくれるのかも不思議である。人間の本性の啓示と言えば一応は納得がいく。精神分裂病では何が啓示されているのかもわからないので困る。

大昔からどこの民族にも人口の一パーセントの精神分裂病の人間がいて、外部の事情によって増えることも減ることもない。この病気はデルフォイの神託（オラクル）と呼ばれて、神は人間に何を示そうとこんな病気を作ったのかと疑われる。

一つのケース

二十歳の裕福な農家の娘、ほっそりした美人で、近くの町の会社に勤めている。兄は精神病にかかったことがあるが、治って、まじめに働いている。姉ははたらき者であるが口やかましく冷淡である。二歳のときに父を失い、気丈な男勝りの母の手一つで育てられた。

彼女は元来孤独で気が弱かったが、頭はよく、「中央公論」的な女性だと高校の同級生たちに言われた。高校時代にKという一人の親友がいて、自己苛責を感じつつ、同性愛的な行為を経験したが、それは心の底の秘密であった。会社で彼女がひそかに純粋な愛を向けたSという青年は、彼女の弱気のため片思いに終わり、娘の他の同僚と結婚してしまった。彼女は、何をあんな男が、と負け惜しみから、悲嘆に暮れるようなことはなかった。

しばらくすると突然おかしなことが目につきだした。何だか雰囲気が怪しげである。バスに乗ると乗客が妙に顔をしかめたり、こそこそと何か噂している。あれは白豚だ、汚い、汚い、と言っている。彼女は昔のKさんとのことかしらと思うと、Sさんの声でそうだと聞こえてくる。彼女の陰部にいたずらをしてくる電波もある。誰か知らぬ男の声で彼女の名を呼び、しっかりと励ましてくる。どこへ行っても声や電波が追いかけてくる。苦しくて、いたたまれなくなって、夜とび起きて、嫌だ嫌だと叫んだり、助けて！　と他人にしがみついたりした。病院に入れられて鎮静薬を飲まされ看護されると一応落ちつく。退院するとしばらくはよいのだが、また人の視線を感じ、声に悩まされるようになる。それでまた入院する。

こういうことを数年くりかえしている間に、声が聞こえてきてもあまり気に留めなくなった。しかし身だしなみも悪くなり、前の美しさが多少薄汚くなった。テレビや新聞にもあまり興味がない。人と積極的に話をすることも少ない。部屋の中を歩き回ったり、じっと座って放心し、人に肩をたたかれて、ふと我にかえったりする。そういうときには安っぽい仏像のような顔をしている。言いつけられれば仕事の手伝いくらいはするが、気が利かない。家人は、昔失恋して腑抜けになったのだと思っている。

精神の分裂とは

ある精神分裂病〔統合失調症〕の青年は、宇宙と人間の根本原理を考え出すのだと言って、何の仕事も勉強もせず、寝たままで、ノートに鉛筆で記し続けていた。その間に母親が急死したが、何の感情もあらわさず、葬式にも出なかった。そして位牌を持ち出して焼いてしまった。ノートを見ると、二つの円にベルトがかかったものが描いてあり、一つの円には宇宙、本質、運動と記してあり、もう一つの円には人間、意識、存在と記してあり、宇宙と人間の根本原理と題が付けてあった。文章も長々と書いてあった。

「母、それは透明だ、それがレアリゼーション、フィクションにアクション、それに飽満しえない寂しさ、あれは一体誰だったのか、俺、母、昔、今、母を食うようにパンを食う」としてあった。

彼の文章的表現も行動も、感情的な反応も、われわれにわからず、まとまりがなく、ばらばらで、それを統合するものがない。これを知情意がばらばらに分裂していると言う。元来は患者のこういう点が精神分裂という表現に当たった。しかしこの病人には、その他の点で分裂に当たるところもある。声が聞こえてくるとか、人が自分を狙っているとか、体に電気をかけられると言うときには、実際は自分の心の中に起こった考えを外から来るものと感ずるのであり、また精神分裂の病人は自分の考えがいきなり他人に通じてしまって、それに対して答えが聞こえてくるという独特の感じを持つが、元来自分だけのものとして他人の介入を許さない心が、一部他人のものになってしまっていると見ることができるので、精神の分裂という表現が適当である。

このような症状が精神分裂病〔統合失調症〕の特徴を最もはっきりあらわすものとすることができる。これは昔から知られていて、神の声や命令を聞いた昔の宗教者や憑《つ》かれた人も今日で言えばこの病気の人であることになる。昔の中国の医書にも、耳妄聞、妄行不休、腹内有人声（腹の中から声が聞こえる）、学人語而相答（人の言葉を知ってそれに答えてくる）と、この病気特有の症状を記している。

この病気の最も多い症状は、実際は人が何も言っていないのに、人が自分のことをとやかく言う声が聞こえる幻覚と、何でもない他人の顔つきや行動に自分へのあてつけを見て取る関係妄想で、さらに特有の症状として、自分の体にしかけられるいたずらを感じ、自分の考えは読み取られてそれに答える声を聞き、あるいは自分が考える通りに聞こえて来、自分の行動は他人の意志にしたがってさせられると感じるなど、元来自分の心の中の作用が他人に帰せられるという「分裂」があるのであるが、多くの場合は、このように華々しく、「興味深く」、奇妙ではない。わずかの幻覚、わけのわからぬ勝手な行動や談話、感情や意欲の鈍ったものぐさな状態の方がずっと多い。よく目つきがおかしいと言われるのであるが、それは俗っぽい寺の安物《やすもの》の金仏様《かなぶつさま》のような顔つきである。

幻覚と妄想

幻覚で声が聞こえるとき、長々とした話が聞こえることはまずない。病人は、あ、バカと言いましたと述べる。じっと聞き耳を立てて聞くと言うのではなく、ひょいと聞こえるのである。あるいは、私の悪口を言っていますと病人は述べる。聞こえるのかというと、言われているとわかるのですと言う。何という言葉かと尋《たず》ねると、バカとかキチガイというようなことなのですと言う。それではバカと聞こえるのかと言うと、そのようなことを言ってくるのですと答える。幻聴といっても、実際にバカという声が聞こえるというより、悪く言われていることがいきなり、ひょいとわかるという形である。私は大泥棒で百億円盗ったと言われるという患者は数秒間のあいだ、こういう言葉を聞くのではなくて、瞬間的にこういう意味を外から来たものとして知るのである。

夢の中で瞬間に長い時間の経過の事件を経験するのも同じようで、重ねていた足がぱたんと落ちた瞬間に、長いこと悪人に追われて逃げまわり、ついに崖の上に出て進退きわまって足を踏みはずして落ちて、はっとしたという長い経過が経験されるのである。妄想にしても、ひょいと見てとるという形で、道に二本の木が十文字に重なって落ちていたのがひょいと目に入ったとたんに自分は殺されると確信する。その病人の前に二本の棒を十文字にならべて、さあ殺されると思うかと言っても決してそうは思わない。夢のようにひょいと心に浮かんで、それがその後長く信じられているのである。正夢を見た人のようなものである。

早発性痴呆

精神分裂病〔統合失調症〕は、もと内因性精神病として、一つの病気の単位として設定されたときには、早発性痴呆という名であった。これは若いときに発病して痴呆のようにぼけた状態になるという意味であるが、この痴呆は知能が低くなるという意味ではなく、知能は残っていてもぼける、感情が鈍くなり、意欲がなくなる、ぽかんとしたものぐさになるという形の、痴呆のような状態である。頭の中には財宝を詰めておきながら、それを使わずに、言わば宝の持ち腐れとしてしまうような痴呆である。本当の痴呆というのは頭の中の財宝が失われてしまうものである。外見はどちらも知的に貧乏に見える。しかし精神分裂病の痴呆は厳密な意味での痴呆ではないし、また若いときに発病するとも限らず、年をとってから発病することも少しはあるので、早発性痴呆と言わずに、症状の特徴から精神分裂病という方がよいということになった。いずれにしてもあまりよい感じを与えない名である。患者の表情や態度には特有の冷たい引きこもり、孤独さ、人づき合いの悪さ、他人との心の交流の欠乏、疎外があるので、自己への引きこもり、自閉などと言うが、これはオーティズム〔autism〕の訳である。オートはアウトス、「自己」のギリシア語で、イズムは状態とか主義のことである。「エゴイズム」（エゴはラテン語の自己）と言うと利己主義となる。「自閉」と言うと自分の殻の中に閉じこもって外と交通しないという意味にとられるが、そうと限ったわけでなく、自分勝手に振る舞って他人の気持ちをおしはからないというのも自閉である。それで精神分裂病のことを自閉症と言う。幼い子どもに外界との心の交通が断たれてしまったような病気が起こるが、これは早期幼児自閉症と言う。カントも狂気の特徴は自分の中に閉じこもることだと言っている。

孤独

前に挙げた病人は、幼時から両親や家族の者と心の交渉がなく、孤独で、自分の中に引きこもる習慣がついてしまった。やっと見つけた親友とも恥ずべき関係においてしか友でなかったし、最後に見いだされた伴侶も失われてしまい、まったく一人《ひとり》きりの世界に入らざるを得なかった。現実の世界に伴侶がなければ、それに堪えられぬ心は、幻の世界にそれを見いだして、一応まったくの孤独から身体を守ろうとする。それは何でもない人が妙な目つきで自分を見ているのでも、実際言われていない人の声を聞くのでも、たとえそれが自分をおびやかすものであっても、まったくの孤独よりはましなのである。一人で車を運転していると、ラジオや、テープを鳴らさなければいられない。スピード違反をして白バイに追われ、つかまってしぼられても、その方が何もなしで一人で運転しているより「自閉」的ではないので、健康である。しかし精神分裂病〔統合失調症〕では孤独さは次第に進み、ついに周囲の世界と何も交わりのない人間になってしまう。幻の世界さえなくなって、まったくの無となる。

それでは人間は孤独ではいけないという前提、人間の本性が必要なのであろうか。人は社会的な存在であり、社会から言葉や生活の仕方を教えられないで生まれつきの本能だけにまかされれば、犬猫よりみじめな生活しかできないことはたしかである。死んだとしても、魂はたった一人で虚空をさまようのではなく、天国に昇るにしろ、地獄に落ちるにしろ、神や仏や悪魔や鬼と一緒にいるのである。わが国では死後の霊は家のまわりや祠《ほこら》に宿っていて、つねに家族と生活を共にし、あるいはお盆には家に戻ってくる。または美しい大自然と合一して生者と共存している。

人間は必ずしも他者と融和しうるものでもなく、自己の独自性を保とうとすればするほど孤独を感じ、それはさらに絶望や死に通じるものである。それで伴侶を求めるのであるが、それも求められないときには、神を求めるであろう。しかしわが国でも中国でも、西洋よりも絶対の孤独を本来の生き方と考えた人が多いようである。わが国には有名なみやびやかな隠者、世捨人《よすてびと》が多いが、これは完全な孤独者ではない。古くは歌人の西行さん、新しくは非定型俳句の種田山頭火《たねださんとうか》など、孤独を求めて逃げ出しながら人を恋うている。人を恋わぬならば大自然と一体になろうとしている。しかし絶対の無に入るならば、人も大自然もなく、歌を作ることもない。黙って何となく生き、何となく死ぬ。山頭火さんのように、ひとりで黙っているなどという感慨的な句は作らない。

孤独、無というものは、それがいきなり忍び込んでくれば、非常に恐ろしいものとして、この世の終わりかとあわてふためき、何かの伴侶を求める。

西洋人は旧約・新約の聖書から終末の時を幼時から教え込まれているせいか、精神分裂病になった瞬間に世界没落感を感じることがよく知られている。ダニエルの書やルカ伝によると、地にては国々の民なやみ、海と濤《なみ》との鳴り轟《とどろ》くにより狼狽《うろた》え、人々おそれ、かつ世界に来たらんとすることを思いて胆《きも》を失わん……これ録《しる》されたる凡《すべ》ての事の遂げらるべき刑罰の日なり、その日に孕《みもご》りたる者と乳を哺《のま》す者とは禍害《わざわい》なるかな……と、最後の審判の日には罪のない嬰児まで呪《のろ》われていると言って、おどかしているが、その後には天国が待ち受けているわけである。

精神分裂病の忍びよる孤独、無に対しては悪魔でもが伴侶でありうる。幸福な病人はここで神の声を聞くこともある。しかし、ついには無に陥り、悩みも恐れも喜びも、何もない状態となる。何もないとは恐ろしいと健康者は思うが、何もないところには恐れもない。

東洋の考え方では、無が真の住処であり、そこへは簡単に至れずに煩悩が出現してくるのだと言う。禅の修行をしている人に尋ねると、悟りの開ける前に妄想雑念《もうそうぞうねん》が浮かんできて妨害されるものであるが、それはほとんど幻覚であるのだそうである。シャカも成道《じょうどう》の前に悪魔に妨害されたし、キリストも荒野で悪魔に試みられた。そして、ついに悟りを開いた。精神分裂病の孤独は宗教的な高いものではないが、人間の心の奥底に在る無を覗かせてくれるものである。

西洋では近代になって、「神は死んで」孤独と無を見いだして、あわてた。東洋には昔から神も存在しなかったようである。超越的なものは人間をいきなりこの世に投げ出し、愛《いつ》くしむことも罰することもない、非情なもので、誰もが人間の苦悩を代わって負ってくれることもなく、無に帰する、捨て猫のように頼りないものである。やっと生まれてきて、すぐ踏みつぶされる虫けらのようなものである。

この一見恐ろしい無、しかし誰もがそれに帰すべき無を、精神分裂病の病人は、健康者に啓示してくれる。こういうものがあるのだと教えてくれる。分裂病という奇妙なものが起こってくるのはなぜなのか、まったく無意味ではないのかと人は疑ったのだが、無というものを教えてくれるのであろう。宗教で言う無はまだまだ甘い。もっと非情な無である。ただ躁鬱病の天国と地獄が、宗教的なものでなく病気が示すものであるために、高尚なものと言うより凡俗なものであるように、精神分裂病の病人の示してくれる無とそれに反抗するあがきも、多くは凡俗なものである。無に帰してしまった高級な超越者は、悟りを開いた覚者、芸術的な仏像に似た顔をしているが、病人は低い悟りを開いた生臭坊主《なまぐさぼうず》や俗っぽい寺の安物の金仏《かなぶつ》さんのような顔をしていることが多い。とにかく躁鬱病は西洋的精神が理解し、精神分裂病は東洋的精神が理解することができるものであろう。

なぜ孤独に

精神分裂病〔統合失調症〕の無、孤独の忍び寄り、これはなぜかわからない。身体主義の人は、ひとりでに——遺伝的欠陥から——脳に物質代謝の障害が起こり、精神的に無が侵入するのだと言う。これは元来、人間の心の底にある人間存在の一つの姿なのであるが、それを見せてくれるのである。病人はあわてふためいて、辛うじて伴侶を、それが悪魔的なものであっても、つかまえようとする。それは幻覚であり、妄想であり、わけのわからない行動であったりする。こういうものは派生的なものであるから、治療によってどのようにもすることができよう。しかし根本的な無はどうにもならない。無の侵入が軽ければ金仏様のような顔をしながら、一応社会生活をすることもできよう。重ければ一生病院の隅に金仏様のように突っ立っていなければならない。

精神主義の人は、幼時から心の伴侶が得られないときに次第に孤独に陥って、人との心のつながりがなくなってしまうのであると言う。冷淡な、あるいは厳格な両親とは、子どもはその真のつながりを得られない。また、つながりをどうして得ればよいのかわからないような親の態度も子どもとの心の交通を断つと言う。

母が子の誕生日に靴を二足買って与える。子どもはその一足を履いてくる。母は、おやそれを履いたの、もう一つの方は嫌いかい、と言う。子は思う――それじゃもう一足の方を履いてきても母は同じことを言うだろう、といって二足一緒に履いてくることもできない、右することも左することもできない、母はいったいどういう考えなのか、母の心は何ともわからない。こういうことが重なると心の交通は途絶してしまい、孤独に陥るのだと言う。

しかしこれは次のように反駁《はんばく》することができる。それじゃ母さん、あしたはあっちのを履いてくるよ。これで母も子も救われるはずである。こういう答えができずに、がんじがらめになって悩むのは、やはり子どもの脳のできがちがっているのだ。

こういう難問はいくらでもある。私は大嘘つきだ、私の言うことは全部嘘だ、と言うとき、素直にとらなければ、それなら大嘘つきだということも嘘だから、実は嘘つきでないことになる。嘘つきだということは嘘つきでないということになる。いったい何が嘘で何が本当かと悩み、解決ができなくなる。こういう子は将来分裂病になるかもしれない。

精神主義の人は根本的な孤独も、強力に伴侶を作ることによって治せるものであると言う。

私も実際、四十年間孤独に陥っていた古い病人を毎日無理に強力に関与することによって、かなりの人と交われるところまで持っていけたことがある。しかしそれには、三年間毎日二〜三時間、この病人にかかりきりにならねばならなかった。この患者は浮浪者であったが、私がこの話を人に報告したところ、その患者は天皇陛下なみである、私はその侍医である、と批評された。実際、浮浪者も天皇なみの治療を加えられるようになるべきであろう。

その人は言う、私がこの患者にかかりきりになっていたとき、他の患者は放置されたであろう。私は言う、一匹の羊が迷ったとき、他の羊の群を措《お》いても迷った羊を探しに行くべきだ。人は言う、患者全部が迷った羊なのだ。実際そうなのである。

まったく呆けた、孤独で近寄り難い病人も、強力に叩いていると少しは門を開いてくれる。またこのような病人では脳がもうどうにもならないように駄目になっているから、何ともしようがあるまいと思えるのに、死のまぎわに突然はっきりとした健康な心を示すことがある。病人を人工的に失神させると、そのあとしばらくよくなることがある。分裂病が軽いうちはなかなか治らず、重くなって急によくなることがある。とにかくさまざまである。見通しがつかない。

折衷派はこう考える。幼時から心の断絶があると、その悩みのなかで脳の物質代謝をも変化させ、それは病的な無を侵入させるような病気を起こすのであるが、この無によって断絶の悩みは救われるのであると。わかったような、わからないような解釈である。

精神分裂病にはいろいろの型があり、初めから無の中に陥ってしまい、何の周章狼狽をも示さないものもある。こういう場合には治療は初めから根本的なものだけを相手にしなければならないので非常にむずかしい。妄想雑念、周章狼狽の興奮困惑は派生的なものであるから治しやすい。この華やかな症状を治してみると、侵入している無はまだ案外軽度なので、病が治るように見える。しかし、よくよく見ると、どこかに無の影がさしていることが多い。けれども、それで一生難なく終える病人がいくらもいる。こういう場合、人によっては浅薄ではない、深刻な体験をするので、すばらしい芸術や思想を産出する人がある。ヘルダーリン、キェルケゴール、カフカ、ゴッホ、芥川、ストリンドベルク、スウェーデンボルクなどがそれである。実存主義者は無を問題にするので、こういう天才的精神分裂病の病人から材料を得るために、彼らを祖とすることが多い。

治癒の絶望と希望

精神分裂病〔統合失調者〕の病人と言っても、われわれからかけ離れた人間というわけではなく、われわれと似通った人間なのであるが、しかし治療の点では手を焼くことがある。かならずしもまったく治らないというのではなく、患者の三分の一は何の治療もしなくてさえ自然にほとんど完全に治るし、次の三分の一は治療によって何とか社会生活を営ませることができるようになるが、残りの三分の一は痴呆様の状態に陥って一生世話をしてやらなければならない。精神分裂病の病人は人口の一パーセントであるから、一億人なら百万人の病人があり、そのうち三十万人は入院させておく必要があるが、さきほどの天皇陛下なみとまではいかなくても、それに近い指導をすれば十五万人ぐらいになるであろう。

この痴呆様の病人はとにかく以前とくらべて減っている。以前の治癒の絶望の時代には、このような病人が病院にあふれていた。今日ではこういう病人は減っている。それは精神分裂病が減ったためでもないし、良性になったためでもなかろう。慢性になって以前はただ収容しておくだけであったような病人に対しては、今日は、活動的な医者がいて、仕事や娯楽を積極的に行わせつつ、患者の伴侶となって、その閉じた世界を開けてやるように努めると、痴呆様になってしまって、もうどうにもならないような病人に活気が出てくる。ことに薬（精神安定剤）を用いて閉じた心をゆるめて、そこへ積極的な交わりがはたらきかけると、病人はよくなる。病院に監禁して放っておくと、よけい痴呆的になってしまうのである。

普通の人間でも人間社会との交通を断って長いこと監禁しておくと、幻覚や妄想を起こしたりしてくる。澱《よど》む水は腐るのたぐいである。戦時、捕虜収容所で非人間的な環境の下に監禁しておくと、あとで解放しても、呆けはなかなか治らない。精神病院に監禁されて外へ出られない病人は廊下を行きつ戻りつ一日中歩いている。動物園の檻《おり》の中の熊のようである。それで、精神病になると熊の状態にまで精神が退化すると言われたが、実はそうではなく、人間も熊も監禁すると、運動不足を補うために歩くのに狭い所を往復するしかないのである。監禁されて往復運動をしている人でも熊でも、外へ出せば決して往復運動をしない。しかし、じっとして動かない病人もある。

往復運動をしていると無意味な徘徊《はいかい》があるという症状とし、じっとしていると無為閉居という症状があって、病人に悪い点がつく。病人は動いても、動かなくても、いずれにしても悪い点をつけられる。この悪い点は実は監禁ということが作り出したもので、病院に悪い点がつけられるべきなのである。家庭にいる患者も世間の風あたりが強く、すぐ噂《うわさ》、悪口を幻覚や妄想でなく実際に近隣の人に言われる。そして病人がそれに対して怒ると、怒るのは病気のせいだと言われる。とにかく従来の目を変えて見ないと、とんでもないまちがいを起こすことになる。カントでさえ精神病の患者は監禁される必要はないと言っている。

しかし、病院ないし社会の改善によって病人をすっかりよくすることができるかどうかは、わからない。よい看護や指導が必要と言っても、手が足りないし、治癒の努力にも限りがある。われわれがいくら努力しても治らないときに、それは病気の性質が悪いのか、努力が足りないのか、いずれかと問われても何とも言えない。さらに努力を大にすればよくなることがいくらもある。われわれが努力してよくなる場合に、その努力が有効だったのか、元来治る性質の病気であったのかと問われても何とも決定できない。ただ、われわれは努力して治したと思わなければやりきれないのである。もう駄目だと思われた病人が数年後に突然何かの転機でよくなることがある。また逆に、治って退院した病人が再発して他の病院に入っているのに偶然ぶつかることもよくあり、そうなると落胆してしまう。

医者と病人との間にも気が合う人間同士というものがあって、これは病人ではない普通の人間の間にも必ずあるものであるが、気の合わない者同士ではどうしても心が通わず、他の医者のところへ行くとうまくいくということがある。人は誰とでもうまくやっていくことはできないものであるから、ある病人はある医者のところでは治らないが、他の医者のもとでなら治るということがあっても、やむを得ないことであろう。

精神分裂病〔統合失調症〕の診断

精神分裂病は訳《わけ》のわからない、むずかしい病気であるものの、診断は多くの場合簡単に行われる。第一に「分裂病くささ」というものがある。一目《ひとめ》でわかる独特の無表情（これを素人《しろうと》は目つきがおかしいと言う。まなざしは表情のなかで最も重要なもので、目がとろんとして輝きがなく空《うつ》ろであることを言ったものである。顔全体に輝きがない）、分裂病くささには、さらに病人とつき合って心の交わりがちぐはぐであることが加わる。こういう微妙な点で診断ができることが多い。分裂病に対した医者の感じが診断の役に立つ。第二に生活態度で、ものぐさ、無関心、とんちんかん、という点が目立つ。第三に幻覚と妄想があれば、多くの場合、精神分裂病〔統合失調症〕である。

近所の人や道行く人が自分の噂をするという幻覚なり妄想なりだけで精神分裂病の診

断が当たるものである。しかし初期には、いわゆる神経衰弱的で、この時期に、精神分裂病くささを手がかりとして、早く病名を決め治療することが必要なのであるが、こういう芸当のできるのは専門医でないとむずかしい。

連続、不連続

健康者から病者への移り変わりは連続的か非連続的か、これは困難な問題である。癌でさえ、普通の細胞から次第に前癌細胞に変わり、さらに次第に癌細胞になるのか、ある点から非連続的に突然癌細胞になるのかわからない。健康者の自信や自負がいくら強くても、梅毒性脳炎の誇大妄想とは根本的にちがうのか。この区別は精神的なものを見るだけでは不可能である。脳に病的変化があるから区別すべきものであろうと仮定するだけである。

精神分裂病〔統合失調症〕の幻覚や妄想は健康者の精神状態とまったくちがったものであるようだが、どういうものであろうか。ある病人が、誰もいないのに命令の声が聞こえるとか、自分の考えが他人に通じてそれに言い返す声が聞こえるとか、行動が他人の力の思いのままにされるなど、自分の自由にできるはずの自分の精神活動が自分の自由にならなくなり、他人のものになって、他人に左右されるようになるのは、まったく病的な、健康者と連続的につながらない、隔絶した精神状態で、精神分裂病特有なものであると言うが、この病気にだけこのような奇妙な非連続的な症状があるのも妙なことである。

脳の破壊の強い痴呆でさえ健康者と連続的に移り変わるものであり、健康者も多かれ少なかれ愚かなのである。同じ「内因性」精神病でありながら、精神分裂病はいかにも正常人からかけ離れて、「狂」という文字にいかにも当てはまるようであるのに、躁鬱病の方は元来愉快な人間や憂鬱な人間と程度の差しかない。それなのに精神分裂病の症状と躁鬱病の症状が一緒に来ることがある。すなわち、二つの精神病は連続的に移り変われるらしい。これも不思議なことである。

しかし、われわれの心の底にある地獄極楽と無とが混合した状態があっても不思議なことでもあるまい。地獄極楽で鬼や仏と交わるか、孤独・無においてさしあたり妄想雑《ぞう》念《ねん》と交わるか、の差に絶対的な区別があるものでもあるまい。何を見る場合にも、おかしなものと思って見ればおかしなものに見え、見馴れるとそう変わったものとも見えなくなる。抽象絵画も初めて見れば奇妙であるが、見馴れると至極あたりまえのものになる。わけもわからずに見ていても、見馴れると親しいものになる。しかしその場合、必ずしも本当のわけがわかったのでもない。

お寺へ行って初めて金ピカの仏像やその周囲の飾りを見ると、初めは奇異なストレーンジなものを感じる。その上、よく読まれる大悲呪《だいひじゅ》――人々の苦しみを救う仏の慈悲心の祈りの言葉――南無喝囉怛那哆囉夜耶《ナムカラタンノトラヤーヤー》――を聞くと、初めはおかしくて吹き出してしまうのであるが、慣れてくると親しいものになり、何か有り難い意味のことを言っていると思うようになる。普通はそれでよいのである。さらに詮索すると、ナムは帰依であり、ラトナは宝であり、トラヤはトロワ、すなわち三宝であるから、三宝――仏法僧、悟りを開いた教主、その教えの内容、教えを修行する教団――三位一体に帰依するということになると、いっそう意味がよくわかる。しかし、これは南無三宝と同じこととわかると、しまったということを連想し、またおかしくなる。

われわれは、わけのわからないものに対したときに、わかったような気になったり、そのわかったのは誤りであるとわかったり、本当にわかったのがまた妙になったりということを反復しているので、精神分裂病などという奇異なものを見ると、わかってみたり、わからなくなったりすることを反復する。あらゆるものはよく見れば奇異である。ある病人は突然こう言う――木の葉はどうして緑なのだろう、私はどうして鈴木なのだろう、スズキ、これは不思議な字だ、どうもぴったりこない――とにかく妙なものと見れば何でも妙なものなのであり、狂人もじっと見ていると身近な親しいものとなる。妙なものと見ることはやめて、近づいてよく見てみようというのが、学問的理解の発端である。

姿

　姿と心とは関係があるのか。仏像の白毫《びゃくごう》は瞑想を、半開の眼は悟りの彼岸と無とをあらわし、イエスの十字架は罪の救いをあらわし、ゴッホの糸杉と星夜は狂気の激情をあらわし、ムンクの叫びは他人の知らない自分だけの宇宙の不安をあらわしている。痩せた狐は賢くてずるく、肥えた狸は間がぬけて愛嬌がある。聖者は蒼白で細長く、肥えた赤ら顔のキリストは想像しにくい。悪魔も痩せて尖った鼻をしている。団子鼻の禿頭は人が好い。昔から哲学者で肥《ふと》っていたのはソクラテス一人である。キェルケゴールは痩せて蒼い顔をして、下を向いて、暗い北国の空の下をとぼとぼと歩くのが似合う。

　躁鬱病性の人は丸っこい、しなやかな姿をしていて、心も丸く温かで、人づき合いがよく、周囲との感情的調和の中に生きる。精神分裂病性の人は細長くて、硬くて、ごつごつしており、冷たく、孤独で、人づき合いが悪い。姿と心の性質は対応しているのであって、ある姿の人はどういう心の性質があり、どういう精神病になるかがだいたい決まっており、ある姿の人の心の性質が昂じれば精神病にまで移っていくと言われる。一般に青年はひょろひょろして、ごつごつした姿をしているが、厭世《えんせい》的で、反抗的で、孤独で、粗野で、内気で、爆発的な意味のよくわからない行動をするので精神分裂病に似るし、実際、早発性痴呆と言われるように、青年時代に「早発」する。更年期になると、こんな青年も多くはでっぷり肥満して、如才なくなるが、こういう時期に躁鬱病が出やすい。

姿はだいたい生まれつき決まっているので、躁鬱病や精神分裂病が姿と結びついているからには、生まれつきの体質から起こる病気なのであろうか。しかし肥った精神分裂病の病人もあり、瘦せた躁鬱病の病人もある。瘦せた精神分裂病や肥った躁鬱病に会うと、まさにそうだと思う。逆に、肥った精神分裂病や瘦せた躁鬱病に会うと、こんな例外もあるのかと思う。ところが統計をとってみると、だいたい半々なのである。ただ人間は、瘦せた人は精神分裂的で、肥った人は躁鬱的であるという感じをもともと持っていて、狐はずるく狸は愛嬌があるというのと、いくらもちがわないのである。

秋から冬にかけての暗澹たる季節は人を厭世的にし、春から夏にかけての発剌たる季節は生命力にあふれているから人を活動的にしよう。したがって自殺は秋冬に多く春夏に少なかろうと思うのだが、統計によると春夏に多い。

横断歩道は車の進む方向に平行に線が引いてあるのは、車は通し人は阻むという車優先の観念にしたがうので怪しからぬと思うのだが、この線を人の横断に平行に引き直せば、さも人間優先のように見えようと思うと、これはまちがいで、そういう線を引くと、車から横断歩道が見えなくなってしまい、人を轢《ひ》くことになってしまう。

心と姿は人間の気持ちの上では関係があると思われ、形には意味があると思われても、実際はそうではないということがいくらもある。秋冬に自殺が多いはずだと思うのは正しいことであり、横断歩道の線の引き方が車優先と意味づけるのも正しいことではある。ところが実際に当てはめてみると当てはまらない。当てはまらなくても、しかし正しいのである。

六　苦悩

トラブル

　病気とも言えないような軽い精神障害はとても狂気とは言えない。われわれは多かれ少なかれ軽い精神障害を始終ひきおこしている。風邪をひいて調子が悪く仕事をする気がないのも軽い脳病性精神病であるし、試験に失敗して悲観し自殺を企てるのも狂気であろうし、酒を飲んでいい気持ちになり大言壮語するのは中毒性精神病で、かなりの狂気であるのだが、これを狂気と言わないのは、まもなく必ず治るからである。精神医学では、このような軽い狂気もたくさん取り扱われる。

　ある女性に出会って、その人を愛するが、その人が自分を愛さぬなら失恋に悩み、死を決意し、生涯の人生観まで変えるかもしれない。相手が他人を愛するならば嫉妬の鬼と化し、その人を殺すかもしれない。ある貧しい娘を愛したときに持参金つきの社長の娘との縁談がおこれば、いずれを選択するかで迷い煩悶する。貧しい方を選べば生涯うだつのあがらぬ生活に後悔しようし、富んだ方を選べば生涯尻に敷かれて苦しもう。いずれを選んでも幸福な生活は訪れず、一生苦悩する。

これらは風邪をひいたのより深刻であっても、こういう苦悩は一般に狂気、精神病と言わない。こういう苦悩を持つことは正常なのである。ただ嫉妬に「狂って」相手を殺そうとするときにのみ「狂った」と言うのである。すなわち度を越えた行動があるときのみ「狂気」の如く取り扱うのである。

何の煩悶もないのんきな人は正常である。相手を失っても別に悲しむこともなく、また別の相手を見つけるような人は正常なのか。これもやはり正常であるが、悩む人間よりは価値の少ない正常者である。けれども現実の世界では悩まない人間の方がうまく生活していくものであるから、この方が悩む人間より価値は少ないが、いっそう正常であるとしてもかまわない。シャカやイエスよりパチンコ遊びをする人間の方が健全で正常だとはおかしなことではある。

苦悩煩悶があるときに、その煩悶自体がそれとしてはっきり感じられずに、心臓の故障とか、手のふるえとか、悪夢とか、妙な恐れ、たとえば乗物に乗ることの恐れなどという、病気のような形となって感じられることがある。どうにもならない原因による煩悶がすりかえられて別の原因、別の形の病苦として感じられるようになる。学校へ行くのが嫌な子は、勉強しすぎの頭痛という形で病気になって学校へ行かずに済ます。このように元来の煩悶の形が変えられて病気のように見えるときには、ノイローゼ、神経症と言う。

ノイローゼという名は神経系の病的状態という意味しかないが、この場合、神経系が病んでいるという物的証拠は見つからない。ある動機から煩悶が起こって、それが病気のような症状にすりかわって現れるという意味である。この場合、このすりかえは、根本的な煩悶を一応まがりなりにも処理する、心に備わった有意義な仕組みであると考える。また、この場合、現れてくる心臓の痛みの発作とか、手のふるえとか、乗物の恐れは、何の意味もないものではなく、元の煩悶を象徴的に表現しているのであって、心臓の痛みは「胸の痛みに堪えかねて」いることであり、手のふるえは、あれかこれかのどっちつかずのことであり、乗物の恐れは女性関係の恐れのことなのである。

変わり者

人間の体は万人に共通の性質を持っているが、またそのなかにちがいがある。目、鼻、口があることは共通であるが、その形や相互の位置に少しずつちがいがある。こうして顔の個性ができる。心の方も同様で、考えたり、感じたり、行動したりすることは万人に共通であるが、考え方、感じ方、行動の仕方に少しずつちがいがあって、心の個性ができる。賢いとか愚かであるとかいうのは、知的な、考え方の効果から見た、個性のちがいである。

変わり者と言うときには人柄のちがいを言う。気の小さい人、のんきな人、なまけもの、勉強家というような人柄のちがいがあるが、この変わり方の程度のいちじるしいものを変わり者と言う。別の言葉で言うと、性格異常者、精神病質者、病的性格者、変質者などと言うが、これは病気ではないので、病という字を入れない方がいい。たとえば身長の点で言うと、日本人なら一五〇〜一七〇センチが大多数なので、これを正常と定めると、一九〇センチとか一二〇センチの人は身長の点で変わった人間である。内分泌器官（脳下垂体、甲状腺）の病気で身長が高かったり低かったりすれば、これは病的であると言う。脳の病気、たとえば外傷で脳が少し壊れたり、精神分裂病〔統合失調症〕を軽く経過したりして性格が変われば、病的な性格異常であるが、ここで変わり者と言うのは病的でないものを言う。

身長など生まれつき決まっているようであるが、かならずしもそうとも限らない。幼時の栄養状態や、運動や、生活様式で、身長が変わってくる。しかし生まれつきのノッポやチビもあるように見える。人柄も生まれつきのようにも見える。性格よりはるかに生まれつきのように見える知能にしても、前に述べたように環境に影響されるものであるから、性格がどこまで生まれつきで（これは脳の出来を予想する——容貌にも美人と不美人があるように、脳の出来で小心になったり、なまけ者になったりすると考える）、どこまで境遇から作り上げられたのかを定めることは困難である。

同様の境遇に育っても兄と弟とで人柄が非常にちがうことがある。金持ちの息子と貧乏人の息子とでも人柄がちがう。金持ちの息子はおおようで、ぐうたらであるし、貧乏人の息子はこせこせしていて、努力家であるのが普通であるが、かならずしもそうと定まったものでもない。この関係は季節と自殺数との関係や人間尊重と横断歩道の線の関係と同じことである。

境遇から形成されたものと人情でわかるものは環境の心理的作用のせいにし、人情でわかりにくいものは素質、脳の出来のせいにする。金持ちの子で努力家であったり、貧乏人の子でなまけ者であったりすると、金持ちになるくらいの親は努力家であったから、子もそれの遺伝なのだ、貧乏人になる親はなまけ者だから、その遺伝で子もなまけ者なのだというように、素質のせいと考える。ここでも身体主義の考え方の脳の出来と、精神主義の考え方の、人柄は元来白紙で、幼時からの境遇や人間関係による彩色でそれが定まるという意見とが、互いに牽制し合うのである。とにかくこうしてできあがった人柄を生まれつきの性格ということにする。

人間が生涯をうまく送れるか、他人と衝突を起こさずにやっていけるかどうかは、この生まれつきの人柄と大きな関係がある。この場合、もちろん彼の知能も一つの役割を演ずる。彼がどんな視界を持つかということには知能が大いに関係するが、しかしまた彼の気持ちの持ち方、自信があるか、決断力があるか、一度始めたことはやり通すか、約束を守るか、誠実であるか、嘘つきか、腹が太いか、小さいことにこだわるか、狭量か、人を信ずるか、邪推深いかということは、彼の人生行路に非常に関係がある。生まれつきと言っても年齢にも関係があり、これは脳がなまなましいのか、未経験なのによるのかは、いずれとも決定できないにしても、放埓は若者の危険であり、杓子定規の頭の固さは老人の危険である。

人柄の形はいろいろあるが、変わり者として医学が触れるのは、自分の特殊な形の人柄のために自分で困るか、あるいは他人を困らすかという場合である。人の前に出るとすぐあがって赤くなって吃《ども》ってしまう小心者は、自分で自分の人柄のために困る人間であり、他人をひどい目に遭わせて平気でいる冷血動物は他人を困らせる人柄であり、その程度のいちじるしいものが変わり者なのである。また、あまりに好すぎる人柄も変わり者と言ってよい。有徳者、孔子、シュワイツァーなどは、価値が高すぎる点で平凡人とは変わっているから、やはり変わり者なのである。

ところで自分自身で自分についてまったく悩まない人間、誰かがその人のために悩むことがまったくない人間というものがあろうか。孔子も他人と妥協できない自分の人柄に困ったこともあったかもしれないし、シュワイツァーも病院に電気を引かぬと頑固に頑張って周囲の人を困らせたろう。

これは程度問題で、変わり者と言うときには、社会生活に非常な困難をきたして、周囲の人が何とか策を講じてやらないと、その人の生活、他人の生活に大きな迷惑がかかるような場合である。

異常、変わっているというのは、ありふれたものではないということで、善悪の評価はなく、殺人者も聖人も異常者ではあるものの、一般には悪い方の意味にとりたがる。それで異常な性格、変わり者と言われると嫌な感じがする。奇人とか畸人とか言われるとそういやでもないが、変人、病的性格者、精神病質者と言われるのはいやである。精神病質者という言葉には病という文字が入っているので、犯罪者が精神病かどうかをみるときに、精神病ではないが、精神病質であると言うと、裁判官は病という文字にだまされて、刑を軽くすることがある。犯罪をする人間というものは平均の人柄から外れているので全部精神病質者であるわけである。

変わり者は、もしその人がある点で社会を困らせても、さらに大きな意味で価値が高いとされる場合もある。たとえばエドガー・アラン・ポーは、貧しい旅役者の子で、父は家出し、母は早く死に、養父母に育てられ、青年時代は放埓で、博打や飲酒に耽り、大学を退学させられ、嘘つきで、家出し、少女のような娘を妻とし、放浪と貧困と、汚辱と挫折の生活に終始したが、その文学的作品はすばらしいものであった。このような人を数えあげると切りがない。ヴィヨン、スウィフト、ヴォルテール、バーンズ、バイロン、ボードレール、ヴェルレーヌ、ランボー、ホフマン、クライスト、ハイネ、パスカル、ルソー、ショウペンハウアー、ミケランジェロ、ベートーヴェン、ショパン、ワーグナー、ロベスピエール、ナポレオン、ゲーテ、業平、西行、山頭火、三島由紀夫など、みな変わり者であり、文化的価値は高いが、彼らに困らされた人は無数にある。宗教人、教祖、使徒も、多くは精神病か変わり者であった。

天才と変わり者

天才は、その変わり者という性質にもかかわらず天才であったというのではなく、変わり者であるからこそ天才になれたのである。世界を、自己の存在を悩むということが、この悩まれた世界や自己へのさらに深い洞察を開くのである。世界の中に存在して何の疑問も出さず、ただ現世に満足して楽しんでいるただの凡人、正常者は、たしかに「正常」ではあるが、これが真に精神的に健全なのかどうかはわからない。ある人は正常人は少し痴呆であると言う。ある人はこれをしゃれて「正常病」、正常という病気なのだと言う。ガールフレンドと踊り、車を乗り回し、享楽に耽る若者や、親の言うことをよく聞いて、勉強に励み、名門校に入り、好成績で卒業して大会社に入り、美人で金持ちの嫁をもらい、自動車とゴルフを楽しむのは、健康病の病人であって、これが価値のある人間かどうか疑わしい。しかし、革命を起こし、戦争を起こす張本人は、これもまた正常者ではなく、変わり者なのであって、こういう変わり者は価値が低い者と言われるが、戦争に勝ち、革命に成功すれば、価値の高い変わり者と評価されるのであるから、正常病の方がまだ安心であろうか。

変わり者と言うときには、しかし、医学で取り扱う範囲のものに限っておくべきで、あまり手を拡げて、天才や宗教者まで批判するのは正しいかどうかわからない。預言者、神の言葉を預かる人も、医者にかかると幻覚や妄想のある精神分裂病〔統合失調症〕かヒステリーとされてしまう。価値が高ければ病気であろうと正常者より勝《まさ》っているはずなのに、精神病の病人というと価値がけなされてしまう。それに精神科の医者がいい気になって批判すると、あとで仕返しをされることもある。ヒトラーは第一次世界大戦のときに一兵卒で戦場に出たが、近くで砲弾が炸裂して、びっくりして盲目になった。これはヒステリー性（ノイローゼと同等）の視力麻痺と言うが、ある大学の先生が軍医になって召集されていて、この病人を見て、この兵士はヒステリーで胆力がないせいだと診断したので、ヒトラーはそれを怨みに思って発奮し、ついに大総統となって、その大学の先生をクビにしてしまった。それで、ある人を変わり者、ノイローゼ、ヒステリーなどとうっかり言うと、あとで仕返しを受けてひどい目に遭うことがあるので注意を要する。変わり者の方が価値が高いのか、凡人の正常病の病人の方が価値が高いのかは、医学の定める問題ではない。精神科の医者は口を出してもよい変わり者だけを相手にすべきである。

医学的変わり者

家出をする子ども、学校ぎらい、自殺企図者、世界苦に悩む青年、虚無主義者、失恋者、結婚の悩み、くよくよしてあきらめきれない人、名誉心の強すぎる人、何事にも満足できない人、絶望して生の張り合いを失った人、喧嘩好き、嘘つき、社会の些細な不正とも妥協できず、あくまで糾弾する人、破産するまで己の正しさを信じて訴訟を続ける人、すぐかっとなって暴行する人、自分の病気や欠点をあまりに気にする人、気が弱くて正直すぎて図々しさが足りないために社会で不利をこうむる人、老人でその人生の下り坂に堪えられない人、誰もかまってくれず、話し相手もない、話の種もない、孤独な老人、犯罪者、変態性欲者、こういう人たちは、ある点では正常人より価値は高いかもしれないが、何かの折に精神科に相談しなければならないことがある。

旦那さんが浮気をして奥さんが嫉妬でかんかんになるとか、離縁話を持ち出し、家庭裁判所へ行くということは、正常である。この場合、まったく平気な奥さんというのは、かえって変わり者である。嫉妬に狂って暴れ回るとか、泣いて手がつけられないとかいうときには医者に連れてこられる。数回通ってきて、旦那の悪口をぶちまければ何とか我慢できるくらいにはなるものであるから、医者は黙って聞いているだけでよいが、一時間も亭主の悪口を聞いていると、やはりこの奥さんは変わり者だなと、悪者の亭主の方が哀れになることもある。話を聞いているだけでは奥さんは納得せず、金にもならないので、鎮静剤や睡眠剤を与えると、また夫婦喧嘩をしてかっとなったときに、一週間分の薬を一度に飲んで自殺をはかる。奥さんも死ぬものと思って、ぐたっとしてしまうし、亭主もあわてて夜中に救急車で病院へ連れてくる。放置してもよいのだが、医者の方も大まじめに胃を洗って、血液中の薬を洗い出すのだと点滴注射をし、一晩中駆け回る。そして亭主に、あなたの浮気のせいで奥さんを危く殺すところだったとお説教をする。

こういう大芝居をすると、たいてい浮気はなおるが、再発のときはまた薬を飲むという方法もある。そのうちに免疫になって、この方法は効果がなくなり、また薬を飲みすぎて本当に死んでしまうこともある。変わり者は、自分で悩むか、周囲を悩ませる者とすれば、この奥さんは変わり者であるが、亭主が浮気をすれば変わり者なのか、浮気をしない方が変わり者なのか、嫉妬する方が変わり者なのか、嫉妬しない方が変わり者なのか、と問うと、何も絶対的な標準はないのである。とにかく世間には、このようないざこざが多く、こういうものも精神医学的に取り扱わなければならないことが多いのである。

変わり者を防ぐ

変わり者になる宿命は人間の生まれつきの素質によるということになると、防ぎようはないように見える。しかし、この見方には異論をさし挟んでもよい。人間の変えることのできない性質は、その生まれつきの素質のみによるのではなく、その人間が生まれ育った世界の中での人間形成の差異の結果にもよる。どこまで素質か、どこからが環境からの形成かの問題は、氏《うじ》か育ちかと昔から問われている。

この問題は、知能については割に簡単にかたづけられそうであるが、人柄ではなかかなかそうはいかない。児童早期や少年時代の心理的発達とそれへの外部からの影響が大切で、一歳児、三歳児の教育の問題がやかましいが、どこまで正しいかはわからず、結果から見て何とか意味づけられるにしても、「この」三歳児をどう導けばよいかと問われれば困るのである。あとで故障を起こしたときに、三歳のときに親が甘やかしすぎた、厳しすぎたと、理由づけるだけのことである。それゆえ、問題児の相談に行くと、母親は昔の育児の失敗をいくらも指摘されて、母親がノイローゼになって煩悶するが、二人の子どもを同じ環境で育てても必ずしも同じ人柄になるとは限らないのは、やはり素質のちがいがあるからということになろうか。

しかし動物でも、幼時からの訓練によってその性質や可能性に大きなちがいが出てくることは確かで、鳥や犬猫を飼ってみると、幼時から飼ったのと、成熟した野生のを飼うのとは、まったくちがう。けれども幼児から訓練すれば何でも可能になるというのではないから、猫をバイオリンを弾けるようにすることはできない。

精神医は変わり者まで取り扱わなくてもよさそうであるが、実際訪れる「病人」には、この種のものが一番多い。ノイローゼと言うと、精神的な原因で起こる心身の故障のことを言うが、ノイローゼはもともと変わり者に起こるのだと言われる。また変わり者が昂じて心の病気になったり、体の病気になったりすることもあるとの見方もある。

精神医はもとは身体主義者が多かったので、心理学、哲学、社会学者の精神主義とは反対の立場にあった。精神医は人間がどうなるかは主として遺伝性の素質によって定まると見る傾向が強かったので、ある人が社会に適応できず、非行少年になったり、自殺を企てたり、酒飲みになったり、社会保障制度ができると僅かな扶助に頼ってのらくら者になったりするのは、生まれつきの素質のせいと思った。この見方はまったくまちがっているのではないが、偏っていて、以前の治療の絶望の時代の考え方と同じである。生まれつきの素質が原因であるような欠陥に対しては何ができようか。すでにそう生まれついてしまったことに対しては何も対策を講ずることはできまい。教育的補助では大したこともできまい。犯罪者などは遺伝するものだから断種してしまおうか、島流しにでもしてしまおうかということになる。実際遺伝するような犯罪者もいるかもしれない。しかし政治犯は犯罪者ではなく、政府によって勝手に定められるものである。「政治犯」の方が天下を取っていたら、この政治犯を島流しにしようとしていた政治家の方が「政治犯」になるはずである。こういう簡単なことが今日でもわからない。ヒトラーは精神病の病人と知的障害児を殺してしまったが、その背景には遺伝性で治らないという考えがあったにちがいない。しかし、こういう規則を作ることは、自分もその規則に当てはまる人間であることになることを忘れていた。こういう点で政治家などという偉い人間は非常に間が抜けているものである。

このような考え方は至るところにある。第一、人間にはそう思わせるところがいくらもある。生まれつきの美人、不美人というものがあって、スタイルがよい、色が白い、毛がちぢれている、鼻が高い、などは生まれつきとするより仕方がないように見える。脳ないし心にも、こういうところがあるのではないか。刑務所は犯罪人をただ社会から隔離しておくだけのことである、有色人は元来知能が劣等である、ユダヤ人は元来人柄が劣等である、などという見方は、現代の文明国にもいくらでもある。ヨーロッパ人とニューギニア山地人をくらべてみると、昔からの環境の差でこうなったとはとても思えないのであるが、しかし実際は、環境のちがいによってこうも変わってくるのである。それでは環境のせいにしても、なぜヨーロッパ人の方が価値が高いのかと言うと、何もそうと断ずることはできない。科学文明についてはそう見えるが、この科学文明はそんなに価値があるものではないのではないかということが、このごろ、わかりかけてきているようである。

西洋人など、価値の評価にすぐれたように見える人にも、こういう偏見に陥った人がいくらもいて、白人より黒人の方が精神病が多いと言うかと思うと、精神分裂病〔統合失調症〕は高度に発達した人間が初めてかかる病気で、動物や原始民族にはないのだと言う。しかし、それも見方の甘いせいかもしれない。私は金魚にも精神分裂病があると思う。金魚をたくさんよく見ていると、自閉的な金魚がいるのだ。

ノイローゼ

精神主義の人は、以上とまったく立場を異にする。そして、それでやはり極端化してしまい、生まれつきの素質のちがいに注目しない。人間は言わば白紙、タブラ・ラサでこの世に生まれてきて、その人間がどんな人間になるかは、巡り合わせで定まるのである。その人間の環境、身の上、ある人物との出会い、ある思想なり書物なりとの遭遇という、巡り合わせによって、決定的に定まるのである。

白紙の上に周囲からさまざまの色が彩《いろど》られて、ある精神的な性質の人間になるのであり、朱に交われば赤くなるのである。このように彩られた人間の中で、それを病気と見なしたいようなものを、神経症、ノイローゼと言う。この言葉は、以上の概念を適切に言いあらわしているものではなく、どちらかと言えば、まずい命名である。二百年も前に、解剖学的に証明のできない神経病をこう名づけたのであるが、その中には、今日ではははっきりと解剖学的変化を証明できているもの（たとえば舞踏病）もある。しかし今日でも物質的に変化の見つからない「機能的」な神経系の障害を神経症と言うと定義する人もある。それゆえ、精神分裂病〔統合失調症〕も神経症に入れようとすれば入る。また将来学問が発達すれば、今日神経症と呼ばれるもののうちに、脳の形態的――化学的変化があるものが見つかるかもしれない。しかしそれは根本的には、小心者とのんき者、失恋と得恋が脳から区別できるというところに行き着くはずである。

神経症とは、人間の精神的発展の、しそこないによって生じた態度の欠陥であって、欲望の我慢や、甘やかしや、おどかしによって、心の中に生じた煩悶のため、不都合な行動や、不安や心配や苦しみが起こり、それが病気のように見える場合である。人間は欲望や不安を抑えつけておくと、そのままには済まされず、苦悩し、どこか曲がった方向にでも爆発しないとやりきれないのであるが、その爆発の仕方が社会的に不都合な行動となったり、病気のようになったりすれば、変わり者とかノイローゼと言うのである。

けれども、よく考えてみると、誰が自分でも悩まず、誰をも悩ませない、すなわち変わり者でないことがありえようか。誰がまったく神経症でないであろうか。誰がいったい自分の過去の重荷を負わず、未来を気づかわず、現在のいかなる状況に対しても冷静に妥協し、自由な決断を行って後悔せず、うまく困難を切り抜けていって満足しえるであろうか。まったく苦悩のない人がありえるだうか。このような非神経症的人間は、前に言った正常病の病人と同じく、正常神経症の病人なのであろう。心の中の調和と無事息災が絶対的な人間の価値であろうか。人間は停止することを知らぬ矛盾にもとづく存在であり、心内の調和を得るとは無限遠点上の状態にすぎず、そこは目標であるだけで、たどりつくことはできないのではあるまいか。苦悩があるのが健康であり、それを超越するのは病的かもしれない。

変わり者とノイローゼ

身体主義的に見た変わり者と精神主義的に見た神経症とは、元来同じものである。身体主義的に見れば、こういう人間に生まれついたからどうにもならないという治療の絶望に陥る。ただし、こういう人間でも導き方で救えるという積極主義もないではない。けれども根底には、それは不美人を美人にするようなものではないかという絶望感がある。

これに反して精神主義によれば、精神的に発生したものは精神的に再び除かれねばならないし、予防もできると考える。精神医学には一つの大きな事実もしくは盲信があって、精神的に起こった故障は身体ないし脳に損傷を起こさず、精神的に治せるし、また完全に治りうるものであるとされる。精神的な朱に交じって赤くなっても、洗えば必ずおちて布地を傷めないはずである。三つ子のたましい百までも、と言うと、幼時に染まった赤はさめないということになりそうで、幼時、母の育て方とか母子関係の混乱で、子どもの心に消え去らないノイローゼの地を作ってしまうことがあるとしても、とにかく生地は傷んでいないのであるから、元に戻せるという希望は持つのである。

変わり者は、それは血である、血統であってどうにもならないというあきらめをひき起こす。人間はある病的現象を見ると、それはなぜ起こったのかという因果関係を求めたがるものであるが、それがわからないときには、その原因は遺伝であると考えたがる。昔は神業《かみわざ》としたが、それといくらもちがわない。以前はハンセン病は遺伝である、結核は遺伝であるとされたものである。つい最近まで、風邪をひきやすいのは遺伝であるとされた。精神病は遺伝性であると言うのも、原因がよくわからないことのもっともらしい理由づけかもしれない。神がかりの方がまだいい。田舎では、狐が憑《つ》いたと言って、精神病の原因を説明するが、精神医がそれを治して、狐を追い払ったと言うと、治った患者は社会的に正常人に戻れる。遺伝性があると言うと、治った患者の同胞まで結婚にさしつかえる。それゆえ、遺伝と言うより狐が憑いたと言う方が、ずっと人道的なのである。

原因のわからない病気が遺伝と言われるよい例は人工病さえも遺伝と言われる場合で、飲み水に妙な金属が混じっていて脊髄が冒されると、その金属のことがわからないうちは、この地方の遺伝病だと言われる。ある一地域の子どもの筋肉の硬化を起こす病気が多発すると、それもこの地方の遺伝病とされて、こういう患者の出る家系との婚姻はさしひかえられる。よく調べると、注射の好きな医者がいて、子どもの病気には何でも筋肉内に何回も注射して筋肉が硬くなってしまったというようなことがある。とにかく遺伝するというのは原因がまだわからないということの代名詞である。

精神療法は精神主義にもとづく。もし病気が物質主義的に起こってきたものにしても、故障の中で物質に直接条件づけられるものを極力少なく考え、精神に条件づけられるものを極力多く考えなければならない。幻覚とか妄想という故障は、物質的に考えると、脳のある場所が冒されたための症状であるから、脳がよくならない限りどうにもならぬとするなら、治療は絶望である。しかし物質的条件によるか精神的条件によるかの決定はできないにしても、人間が共同世界との交わりを断たれると、幻の世界でもよいから作って、そこで共同世界にまがりなりにも生活するのが、人間の人間たるゆえんであるので、孤独に陥った人間との交わりを何とかして建設すれば、幻覚や妄想は消えるはずであると考えれば、精神療法によって治療の絶望を克服できることになる。

現代の精神医学は、新しい薬が次々と発明され、精神現象に対応する脳内の物質的変化が次々と明らかにされていることを知りつつも、病人との精神治療的な交わりをおろそかにしない。精神現象に対応する脳内の物質的変化がすっかりわかって、それを左右することができるようになれば、勉強せずに薬を飲むだけで頭がよくなって経験しないことも知識となって覚えられようし、裁判所では、証拠と告白なしに犯人かどうか判定できることになろう。進歩主義者を保守主義者に変えることなどは何でもない。人間を物質的に洗脳できる。これが科学の発達による理想的状態かどうかということになれば、これは大きな疑問である。

結局、人間は多かれ少なかれ変わり者なのであり、多かれ少なかれノイローゼなのであるから、いかなる人間も精神医とかかわり合ってもよいのであり、また、かかわり合うのは必ずしも精神医でなくてもよい。何かの哲学でも思想でも宗教でも、哲学者でも思想家でも宗教家でもよい。矛盾や苦悩がなければ発達はなく、不調和、葛藤、煩悶は人間の本性に属するものであり、無事息災、深い充分な睡眠、上等な食物、豚の如き平和は、最高の価値かどうかわからない。ただ医学は、それが絶対によいことかどうか知らないが、一分でも人間の生命を長びかせるように、生命を損なわぬように努力することを心がけ、医学の助力を求めてきた悩める者には、その悩みの方が悩まないより価値が高いにしても、その悩みを軽減してやることを心がける。しかし悩みを軽減させることが、その人間を堕落させ、あるいは生命をおびやかす恐れがある場合には、医者自身が悩むことになるのである。悩める獅子がいいのか、惰眠をむさぼる豚がいいのか、取捨選択に迷う。

力の作用と逃げ道

人間の精神活動は社会環境と妥協するという意味で起こり、社会環境には人間の行動を起こさせる動機があり、人間はこの力で生ずる欲望を満足せしめるように行動する。社会環境の中である人間に出会えば、その人の力はこちらの心に愛という力を起こさせて、その人にはたらきかけさせる。その人が自分を愛さなければ悲しみ、その人が他人を愛すれば嫉妬し、その人を愛するが、他の金持ちの娘をもらった方が将来の栄達のために有利と判断すれば、愛するか捨てるかの選択で迷い、二つの逆方向の力が働いて、葛藤を起こし、煩悶する。この煩悶を鎮めるために、ある人は心臓の痛みを起こして病気のようになれば、それは神経症で、医学に救いを求め、心臓の痛みは「心痛」の象徴である。解決できない煩悶に苦しむより、心臓の痛みの方がまだましであろう。こうやっているうちに時をかせぐこともできよう。こう病んでいてはとても前の女性とはやっていけないという口実にもなるだろう。意識的に仮病を使うのではなく、人間は煩悶すると、ひとりでにうまく病気が起こって、悩みを救ってくれる。戦場で爆弾が破裂して驚いて腰を抜かせば、病気――脚の麻痺――なのだから、もう前進して生命を失う必要はない。生命をまっとうするためには、心の中に、このようなうまい仕掛けがそなわっているのである。クモのような心ない虫けらでも、突っつくと死んだように動かなくなり、もう死んだのかと思って注意をそらすと、いつのまにか、こそこそと逃げてしまう。

しかし、ある人は別のやり方でうまくやる。前の女性の欠点を探し出して誇張し、それだからやはり駄目なのだと、うまく理由をつけて捨てる。ある人は、このように迷う己を恥じて、結婚せずに、宗教に熱中して方向を転換する。

このように、ある動機から種々の身の処し方のちがいが生じるのは、人間のできのちがいかということまで詮索すると、限りない疑問に陥る。どのように身を処しても、なぜそうしたのか人情からわかるのであり、意味があったのが人情からわかるので意味があるのである。それゆえ、医者は神経症の病人が来たときには意味を見つける。一歳のとき乳が不足で乳児が不満だった。二歳のとき愛情が足りなかったのだ、三歳のとき甘やかしすぎたから、成長して神経症になったのだ、というように、過去を洗うといくらも神経症の原因として意味づけられるものが見つかる。人間、過去に傷のない人があるだろうか。しかも、過去に傷があっても神経症にならずにいる人もいくらもあるのはなぜか。こういうことを詮索していくときりがない。

何の病気にしても原因があれば必ず病気が起こるとは限らない。伝染病や中毒でも必ずかからない人がいるのである。これは不思議なことである。このときにこんな不思議がある、では医学と言えない。元来抵抗力があるのだと意味づけると、それで科学的に解決されたように思う。神の加護があった、では解決にならない。しかし根本的には両者は同じものである。科学的説明は科学的迷信、妄想なのである。

また人間は妙なもので、今の病気の原因はこれなのだと言われると、それで安心するのである。精神分裂病〔統合失調症〕という病気があるとすると都合がよいと初め言われたときには幻の病気であった。ところが、この病気の根本的な故障は自分の中に閉じこもる、自閉であるとされ、自閉の見られない患者にもそれがあるとされ、そのうちに、この病気は遺伝するとされ、予防のため断種するというところまで来てしまったが、幻の病気が遺伝する、予防できるということは元来はおかしいことである。ところが医者は、「このわけのわからぬ病気は精神分裂病である」と言うと、それで解決がついたと思って安心してしまう。そして、わけのわからぬ病気があると何でも精神分裂病として安心してしまう。わけのわからぬことは——精神分裂病だというわけで、自分の不勉強のためよくわからぬことでも精神分裂病に入れれば安心してしまう。精神分裂病というのは、口の悪い人によると屑籠《くずかご》みたいなもので、何でもかんでも要らないものはここに投げ込んでおけばよいのである。

医者の方でも何とか意味をつければ解決できたと思い、病人もその家族も安心する。病人の家族に医者が何の病気かよくわからないと言うと、不安になる。精神分裂病ですと言うと、困るが、安心する。頭痛ぐせのある人に、頭痛持ちと診断すると安心しない。常習性頭痛と言うと、だいぶ安心する。神経症性頭痛と言うと大いに安心する。内容には大してちがいはない。わけのわからない頭痛だ、何か気苦労があるせいだと言えば、誰でも気苦労の種はあるので、ああ、あのせいかと思い当たる。それで病人は納得する。そこに救いがある。医者の方でも根本的には何の根拠もないと知りつつ、こう言って病人が納得すれば安心し、頭痛がわかって解決できたような気になる。根本的には何もわかってはいないのである。神経症の治療にはこういうところが多い。

意味づけが真に正しいのか否かということはわからないが、とにかくそれはどうでもよいのである。精神療法にはいくつもの流派がある。暗示、催眠、訓練、告白、精神分析、実存分析などと分かれていて、その各々のなかに、またいくつものちがったやり方があるが、要は意味づけをいかに熱心に病人と医者が信ずるかということである。それゆえ神経症は宗教でも哲学でも治るし、何の薬によっても治るのである。治ると信ずれば何の療法でも治る。治ると信ずれば何の薬でも治る。要は信ずることである。

もっともらしい意味

これではあまり頼りないではないかというので、医者はもっともらしい意味をつけて、病人の悩みのみならず自分の悩みを治療しなければならない。われわれは何か自分に合う治療法を見つけて身につける。

今日は、変わり者や神経症だけでなく、躁鬱、分裂といった精神病までをも招くものとして、欲求不満や煩悶をきたす原因を、幼児の食欲、排泄のしつけ、幼児性欲の処理、親のあいまいな態度からくる親子間の気持ちの伝達のまずさ、親の愛情の欠乏、孤独、過度の干渉や保護（きびしさとあまやかし）などの人間関係の故障に求める。近い過去にそういうものがあったというより、遠い過去にあったために、それも遠い過去からの人間関係のまずさの連続のために、心が次第に曲がってきてしまうと考える。精神障害による現状への不適応、現状へのまずい「病的」な適応をきたしたときには、その人間の生活史の中の難点を見いだし、意識されたもので間に合わないときには無意識なものまで仮定する。先に挙げたように、心臓部に痛みの発作があって、意識的な過去の記憶にその種となるものがなければ、それは自覚のない精神的苦痛、無意識の隠れた傷の象徴的表現で、「胸の痛みに堪えかねて」と解される。何かうしろめたいことをして苦しんでいるということが意識の外へ出てしまうと、胸が痛いという現れ方をし、この胸の痛みという象徴を解読して、背後にあるうしろめたさを探し出して処理すれば、胸の痛みは治るはずである。

治療は象徴的病的症状の意味を解釈することによって可能であるが、その意味は人間存在の根本が性欲であるとすれば、何でもそちらへ持っていけるし、存在の不安であるとすれば、やはり何でもそちらへ持っていける。病人の過去をさらい出すと、その経歴のなかにいくらも悩みの種を見いだすことができ、本人が気づいていない他からの情報で過去の無意識の悩みの種があれば、それは無意識の中で働いていて病気を起こすのだと言い、長い経歴の中にたくさんの悩みの種が見つかるなら、それが積もり積もって精神病となって爆発したものである、そうでもしなければ心は悩みに堪えられない、病気になるのも一つの救いであるとさえ言うのである。困難な生涯を送ってきたのにもかかわらず精神的に健全な人もたくさんいるが、それは悩みの種に対処する仕方がうまかったからである。

同じ原因があっても、ある人は病気になり、ある人はならないのはなぜか。医学では因果論はうまく当てはまらない。コレラ菌を発見した学者に反対した人が、コレラがこんな菌で起こるはずはない、俺が飲んでみせると言って、コレラ菌のかたまりを飲んだところ、この人だけはコレラにならなかった。このような不思議な因果性が医学にはいくらもあるのである。

多くの場合、病人は医者との話し合いで原因となるものを一応指摘されて、それを始末すればそれでよい。いろいろちがった医者のところへ行くと、別々の原因を指摘され、どれが本当か迷ってしまうものであるが、どれか一人の医者を信じて行く方がずっと有効で、原因は何でもよいのである。これが原因だと思えばそれで安心できる。迷ってはいけない。原因など指摘されなくても、医者のところへ行ってこぼしているだけで治ってしまうことも多い。

体の病気と心

心の状態が原因となって体の病気が起こることはいくらもある。恐ろしいときには体がふるえ、血圧が上がり、下痢をし、ひどいときには気を失って倒れ、あるいは手足が麻痺して利かなくなる。驚いて腰が抜けるとはこれを言う。あるいは顔が蒼くなるのと同じく、血管が縮んで胃が蒼くなり、ついに胃の壁が破れて胃潰瘍となり、さらに進んで胃癌となることさえあるかもしれない。胃潰瘍も、気がらくならすみやかに治るが、気苦労があるとなかなか治らない。結核のような伝染病でさえ同じようなことがある。何の病気の治癒にも気の持ち方が相当関係があるので、病気が宗教で治せると思えることがある。あるいは社会保障が行き届いて、病気のときに治療費や家族の生活の苦労がなければ、病気はすみやかに治るであろう。心が関与しない体の病気でも、その病気について、それが治るかどうかについて心配するものであるから、この心配に対しては、やはりノイローゼ的に配慮しなければならない。

変わり者や神経症についてのこういう見方をおしひろげて、原因がわからない精神分裂病〔統合失調症〕にまで及ぼせば、この精神病の精神主義的な取り扱いとなる。人間が幼時から対人関係がうまくいかないことが積み重なり、現実から退いて自閉的になってしまう癖《くせ》が昂《こう》じれば、精神分裂病になるであろうし、この場合、心が元で脳に新陳代謝の障害まで起こりうるかもしれないから、胃潰瘍から胃癌になってしまうように、治らない精神分裂病もできあがるかもしれない。

軽い神経症

神経症とか変わり者とか言う場合には、多くは精神的原因として古い長い歴史を背後に負っている。それでちょっと見たくらいでは何が原因なのかよくわからない。よくわからない、もやもやした煩悶が心の底にわだかまっていて、それが溢《あふ》れ出すのである。このように長い歴史を担っていない、外の状況から直接起こるものは軽い神経症で、人間は一般にその存在する世界に何か不都合なことがあれば、恐れとか悲しみとかを示すものである。いやな試験勉強をして精神的に参ってしまうとか、試験に失敗して憂欝になるとか、人の病気を見て自分もそうなるのではないかと心配するとか、隠れた失敗を恥じて、人がそれを知って軽蔑するのではないかと邪推するとか、人に侮辱されて、かっとなって乱暴するなど、精神的な異常状態の精神的原因がすぐわかるようなものは軽い神経症で、治療もしやすい。このようなものの多くは精神的に狂って見えることはないので、さほど医療が必要と思えないことが多く、人間の日常生活にいくらも見られる人間の感情生活の一面である。軽い神経症と重い神経症とは、はっきり区別されるものでもない。手足の麻痺、失神、神がかりというような派手な激しい症状が来たり、世の荒波に堪えかねて病気に逃げ込んでいるような隠れた意図が見えるような場合には、ヒステリーと言われる。精神的事件があって、それに由来して精神的状態が変わること、人に軽蔑されたので、かっとなって怒るというようなものを心因性の反応と言うが、この心因が長い過去の生活史であって、はっきりと意識に上らないような場合には神経症と言われる。

ヒステリーという名称はヒュステラ（子宮）というギリシア語から来ていて、昔このような病的状態は、性の満足を得られないために子宮が体の中を動き回るせいだと思われたためである。

変わり者やノイローゼの治療

変わり者やノイローゼの治療は簡単なようでむずかしい。体の病気のように薬で治すのは本来のやり方ではないが、精神的な治療のみが万能でもない。用いられる薬は鎮静剤が主で、今は精神安定剤と言う方が現代的なひびきを持つ。しかしこのやり方は、憂鬱な人が酒を飲んで一時的に気晴らしをするのと同じことで、鎮静剤で煩悶や不安から一時的に去るのである。こうやって一時しのぎをしていながら、精神的態度を変えるように、精神的にはたらきかける。そのためには、今の患者の病的な点だけを見るのでなく、全生涯の歴史を負った人間全体を見て、その人間の生活の中の弱い点はどこにあるのか、その人間の存在する空間的時間的な全体像をつかまえなければならない。これは広範囲な人間知を必要とし、一つの定まった観点があるわけではなく、また医学だけが取り扱うべき問題でもない。宗教や哲学や社会学も、根本的には人間とは何か、人間の存在とは何か、不安苦悩とは何か、を問題とする。それで精神医のなかには宗教的、哲学的、社会学的な態度をとる者がいることも当然なことである。

これは神経症だけに妥当するとは限らず、病気一般に通ずることで、癌患者なら癌だけ見ていればよいのではなく、癌を病む人間全体を相手にしなければならないのであり、死の不安におののく、のっぴきならぬ状況に追いつめられた人間を相手にしなければならないのである。

病人も、病気を経過して初めて真の人間の存在の意義を発見することがある。この場合、意識的に病《やまい》と取り組むときに、このような展望が開けるのであって、脳の病気や狂気のときには病気をはっきり意識していないのであるから、治ってから、あるいは死に至るまでの間に、深い人間の意義を悟るようになることはあまりない。かえって、そういう病んだ人間を見る周囲の人間が人間の意義を悟らされるのである。

神経症や精神分裂病〔統合失調症〕が現代の病気とされて、人間を離れて社会が病んでいるなどと呼ばれることがあるが、これは誇張された比喩で、社会が風邪をひいている、社会の癌だというような譬《たとえ》としてとるべきであって、病はあくまでも一人一人の人間にあるのである。

七　治療の問題

精神主義と身体主義

治療についても精神主義と身体主義とがある。最も簡単な知能の問題にしても、幼児から脳の発育を促すような物質を補給することも考えられるし、教育や躾《しつけ》をうまく行うことも考えられる。今日では物質的に脳をいっそうよく発育させることはまだ可能でない。脳に必要なアミノ酸を多量に補給しても、知能はよくなるどころか悪くなるようでさえある。かえって教育のうまいやり方の方がはるかに有効であるが、どういうやり方がうまいやり方かわからない。子どもの頭をよくするというやり方がかえって悪くしてしまうという失敗のくりかえしが非常に目立つものである。

精神障害の治療については、原則的には神経症には精神的治療を、脳病には物質的治療を、ということになるが、神経症の治療を精神的治療だけで、薬を用いずに行うことは手間がかかって不便でやりにくく、脳病で脳が壊れているときに、この破壊は物質的に回復不能とすれば、治療の方法はないことになるが、脳はその破壊によってその機能を損ねても、訓練という精神的治療によってかなり機能を回復することができる。困るのはいわゆる内因性の精神病で、これについては、その本体も原因もよくわからないので、身体主義によって治療するにしても根本的治療があるのかどうかわからないし、精神主義による治療が有効なこともよくあるが、放置してもよくなる病気なので、精神主義的治療がたしかに効いたのかどうか、よくわからないのである。

一般に身体の病気の根本的治療というものは、実際のところ、いくらもないのであって、ある種の伝染病のみが根本的に治癒しうるだけであり、その他の病気では、ある程度、冒された器官の欠損を残して治せるのであるが、それを治ったと言うのは、その欠損がその人間の生活にあまり大きなさしつかえをきたさないだけのことである。結核や癌が治って、すっかり元の器官に戻ることはありえない。ニキビでさえも少しは痕《あと》を残すのである。

脳を切る

これは妙な治療法である。ポルトガルの外科医モニスが一九三〇年代に、精神病の脳の前の方にアルコールを注射して脳を少し壊すと精神病がよくなると言い出し、その後数年して、脳を切った方がいっそう有効であると言い出した。脳の深い所にある感情の中枢から大脳の前の方にある知性の中枢へくる経路を断ち切ると、不安や興奮がおさまるというのであるが、この考え方は非常に原始的な素朴な考え方で、実際は感情や知性の中枢がこのように簡単に脳の中に位置づけられ連絡されるものではない。感情の中枢と知性の中枢の連絡を断てば、それこそ精神分裂が起こるはずである。ところが脳を切っても精神分裂は治りもしないし、起こりもしない。精神医学にはこういう科学的妄想を持つ医者が多い。

経験的には、大脳の前の方が破壊されると、積極性や、反省の少ない、のんきな、へラヘラした人間になるのであるが、これは人間の原始化、退化と言うべきで、向上性、進歩性がなくなるのである。怒れる獅子を惰眠をむさぼる豚にしてしまうのである。この方法で反政府の反逆者を政府に媚びへつらう犬にしてしまうこともできよう。

この手術のやり方は、額の外側部に小さな孔《あな》をあけて棒を突っこんで動かし、軟らかい脳を切るだけで、簡単な手術であり、外科医でなくてもできるくらいのものである。この物質的治療法が精神主義のアメリカで戦争中盛んにもてはやされ、身体主義のドイツでは行われなかったのは不思議なことである。アメリカで盛んだったためモニスは一九四九年にノーベル賞を与えられたが、結局のところ、あまり効果がなかったし、ものぐさ人間製造法で一生治らないことになるため、今日ではほとんど行われなくなった。慧星のごとく現れてたちまち消えた、はかない治療法であった。一般に新しい治療法が現れると、初めのうちは非常によく効くと幻惑されてしまい、しばらくして冷静にみると、ちっとも効かないではないかということになるものである。

くすり

病気には薬《くすり》がつきもので、多くの病気は薬で治すべきものとされるが、病気そのものを治す薬は抗生物質ぐらいのもので、その他のものは、有害な症状をおさえるとか、身体の抵抗力をつけるくらいのところで、自然が治し、医者は補佐するというのは、いつの時代でも同じである。

昔から精神的に効く薬として鎮静剤や睡眠薬があった。漢方では甘草《かんぞう》、大棗《だいそう》、酸棗仁《さんそうにん》、延胡索《えんごさく》、黄連《おうれん》、香鼓《こうし》、釣藤鉤《ちょうとうこう》などが用いられた。延胡索や釣藤鉤は多量に用いると精神病を起こす物質、ブルボカプニンやインドール誘導体を含んでいるから、精神病に対して何かの作用をするのかもしれない。コーヒーや茶は精神興奮剤である。

しかし一九五二年からのクロールプロマジンによる内因性精神病の治療の大きな成果

は、薬による治療の活発な研究活動を起こした。この薬は脳の新陳代謝のこまかい過程にはたらきかけることがわかっており、精神病のときに、脳にある物質が増したり減ったりして、薬がそれを調整するらしいことはわかりかけている。それでも急性の妄想性の強い興奮がクロールプロマジンでおさまるときには、この精神病の状態の原因を除去したのだとは言えない。たとえば不眠症のときに、患者が睡眠薬で熟睡できたとしても、不眠症が原因的に治療できたとか、不眠症の原因が判明したとは言えない。熱病で眠れないときも、罪の意識に苦しんで眠れないときも、不眠症は起こるが、睡眠薬で熟睡できる。けれども睡眠薬はその原因の熱病や罪の意識とは何の関係もないのである。

精神病のときの脳の中の化学的変化は、脳の中のある物質が減るのであって、薬はそれを増してやるから有効なのだということがわかっても、薬は原因的に治せるとは言いきれない。今のところ非常によく効くと思えることもあり、いくらも効かぬと思えることもある。薬で一応よくなってもすぐ再発する。長い目で見ると、精神分裂病〔統合失調症〕は三〇パーセントは治り、三〇パーセントはまがりなりにもよくなり、三〇パーセントは治らない、というところに落ち着く。これはまったく治療を施さない場合の数字と同じなのである。躁鬱病にはよく効くが、この病気はもともと、いつか必ずよくなる病気なのである。結局、病人は扱いやすくなったが、治ったのではない、というところに落ち着くのであろうか。

これでも大きな進歩であり、何の病気でも治るとはこの程度のことなのである。こういう薬は向精神薬と言われ、鬱病に有効なもの（イミプラミン）、躁病と精神分裂病に有効なもの（フェノチアジン）、神経症に有効なもの、癲癇《てんかん》をおさえるものなど、百種類ぐらいの薬がある。精神病に有効な薬は多量に用いて中毒作用が出ると、肝臓を害するほかに、体がこわばって心身の活動が少ない状態になる（パーキンソン状態）。おそらくこの薬は病的精神活動（幻覚、妄想、不安、興奮）をおさえてしまうのであろう。しかし健康な活動も同時におさえられてしまうので、今の精神病院はのっそりと澱んだ感じになり、昔のような騒がしさはなくなって、静かでどんよりと曇っている。昔は晴れて大風が吹いていた。どちらがよいのか。

薬で興味があるのは、治療するのではなくて精神病を起こす薬である。昔からアルコールはそういう薬であって、アルコールは一時的な精神病を起こす、それが酔いである。睡眠薬も意識を失わせる精神病発現薬である。いずれも連用すると一時的でない精神病を起こすようにもなる。覚醒剤も精神分裂病そっくりの精神病を作るので、覚醒剤の作用を調べると精神分裂病の本体から治療法までわかるのではないかと考えている人がいる。

メキシコのサボテンから採ったメスカリンは視覚の色の鮮やかな幻覚を起こすのが有名で、昔から原住民は宗教的陶酔に用い、天国に遊ぶことができた。モルヒネ、コカインも天国的快感を呼ぶ。インド大麻から採ったマリファナ、ハシッシュにも同様の作用がある。シンナー、接着剤溶剤、ガソリンにも、似たような軽い作用があり、いずれも酔いに似た快感を起こす。

興味のあるのは一九四三年にスイスの製薬会社の技師、ホーフマンが偶然発見したLSD、リゼルグ酸ヂエチルアミドで、彼が子宮収縮剤麦角（麦のかび）の誘導体を作っているうちに自分がそれを吸って中毒して幻覚を起こしたことから発見された。これは一ミリグラムの数十分の一の量で有効であり、メスカリンと共に脳の代謝中間物質（インドール化合物）と似ていることはおもしろいことで、トリプトファンというアミノ酸の代謝に何か故障が起こると、インドール化合物の有害なものができて、それに中毒して精神病になるのかもしれない。

知的障害の中にはアミノ酸代謝障害によるものがいろいろあり、その中のフェニルケトン尿症というのは、フェニルアラニンというアミノ酸を分解する酵素が肝臓に欠けていて、フェニルケトンという普通児にはない物質となり、これが脳を壊して知的障害になるから、このアミノ酸の入っていない蛋白質を食べていれば知能の低下は防げる。こういう知的障害の子どもは色白のブロンドなのはフェニルアラニンからメラニンという黒い色素ができないからである。

インドール化合物で起こされた精神状態は奇妙で興味があり、ある程度精神分裂病の幻覚妄想状態と似るので、この中毒は実験的精神分裂病と早合点した人もあったくらいである。しかし脳の中毒性の精神病には精神分裂病に似たものがいくらもあるので、精神分裂病と診断するときには、既知の中毒性の病気はないことを前提としなければならないのである。

とにかく向精神薬によって、精神病の病人は症状をおさえられ、社会生活ができるようになることが多くなり、神経症の人も面倒な精神療法なしに済まされるようになったことはたしかであるが、診断と治療を安易にし、精神病なら、こまかい診断区別なしに、ただ多量に薬を用いればよい、副作用の中毒が現れればこんどはそれをおさえる薬を飲ませればよい、ということになり、今日では食べるくらい薬が用いられるようになってしまった。効果的に薬を用いるには、なるべく少量の薬で自閉的な心を開いて外部との交通をつけて、精神療法的にはたらきかけなければならない。

治療と言っても、スリの治療には、脳を切る療法にあたるものは、腕の神経を切って手を動かなくさせるようなものであり、薬の治療というのは薬で腕の神経を麻痺させるようなものである。本当のスリの治療は道徳教育という精神療法であるべきである。

精神病を起こす薬を用いると、ノイローゼの心の底の隠れた悩みが妙な形となって現れてくるので、それから悩みの種を探して解決することもできるだろう。酒を飲ませて口を軽くして人の秘密を吐かせるのと同様のことである。ある種の睡眠薬の注射によって、心の底に隠してあるものをたやすく告白させることもできるので、ノイローゼの原因となる隠れた悩みをこうしてつかまえることもできる。これを裁判に用いれば都合がよいようであるが、告白の任意性を奪っていて、一種の拷問であるから、こういう自白は証拠として取り上げられない。

気絶

ショックというのは、精神あるいは身体に与えられる大きな衝撃のことで、このようなもので精神病が治ることがある。昔から、おどかしたり、水に漬けたり、滝を浴びたり、重い病気にかからせたり、気を失わせたり、振り回したりして、病人を治したことがあった。長いこと精神の病にかかっていた人が、重い体の病気になって死に瀕したときに精神がはっきりすることがあるのは、不思議なことである。強い睡眠薬で深く長く眠らせると病気が治ることがある。一九三〇年代には膵臓のホルモンのインシュリンで血液中の糖分を半分ぐらいに減らせて気を失わせたり、頭に電気を通して人工癲癇《てんかん》を起こし、失神と痙攣《けいれん》を起こして精神病を治す方法〔電気けいれん療法〕が発明された。

躁鬱病も精神分裂病〔統合失調症〕もこういう方法ですみやかに落ち着くものであるが、見ていて気持ちのよいものではないので、医者の方でも好んで行うことはあまりなかった。他によい方法がないので、やむをえず行った。人工癲癇は見ていてもはらはらするくらいだが、案外危険はなく、患者はこのような状態に自分がなることをまったく知らないのである。鬱病などこの方法で非常にすみやかに治ることが多い。普通は睡眠薬注射で眠らせて行う。外国では向精神薬よりこのショックの方が病気の本体に効くから、この方法の方がよいと言う人もいるが、とにかく見ている人に感じが悪いので医者の方が敬遠する。

このような方法の発想のもとになったアイディアは、癲癇と精神分裂病が一緒に来ることが少ないため、この二つの精神病はたがいに仲が悪いらしいと考え、精神分裂病の患者に癲癇を起こすと、精神分裂病の方が逃げ出すだろうという空想による。昔は梅毒性脳炎をマラリアにかからせて治したが、これも古代から熱病にかかると精神病が治るという経験から来ている。

ショック療法が身体主義によって有効なのか、精神主義によって有効なのかは、わからない。ショックを与えると、体の中に何か化学変化が起こって病気が治るのか、精神的に大きな打撃を受けて驚いて治ってしまうのか。

心には心で

変わり者や神経症は原則として精神的に治療すべきであるが、精神安定剤のような物質的治療を同時に用いる方がやりやすい。不眠症というのは何かの煩悶があったり、何でもない寝つきの悪さをひどく気に病んで、その心配があったりするために眠れないことであるが、この場合、煩悶の種というのはなかなか解決できないものであるし、寝つきの悪さの心配による不眠は何でもないから、そのまま放置せよと言い聞かせたところで、実際眠れないと不快であるため、やはり心配になる。こういう場合に薬で眠らせてやったり、心配を除いてやったりすると、安心して眠れるようになる。

物質的にほとんど病気に効かない薬を用いても、有効であると思い込む精神作用によって効があることが多い。こういう薬を偽薬と言う。体の病気でも偽薬は相当の効果があり、精神を通じて神経から内臓や内分泌にまでいくらでも影響が及ぶので、安心すれば健康もよくなり、いらいらしたり、心配していたりすると、何の病気にしてもよくならない。多くの薬はこのような道程で有効なので、薬の広告にしたがって薬を用いれば、広告通りの作用が心理的に出てくる。

また薬を出すときに、ある病気に効果のありそうもない薬を用いると、医者が無用の薬を利益のために用いると言って叱るが、多くの薬は偽薬的に有効なので、どんな薬を用いてもまったく無意味であるということはありえないのである。ある病気に有効な薬がないときに、この病気には薬を用いることは無用だと言って何も与えなければ、病人は不安のためによけい悪くなる。

精神療法は、精神的に心配の種を解決したり、環境の調整をしたり、心がまえを変えたり、伴侶になってやったりすることによって、社会家庭生活の困難を除いたり苦悩を軽くしたりするのである。問題は世界の中における人間の存在の困難にあるのであるから、外部の困難な事情を除去したり、困難にめげない強い心を養ったり、人生の意味を明らかにしてやって安心立命の境地に至らしめるようにする。

神経症では解決のつかない問題に悩むことから、さらに次から次へと故障が発生してきて、もとの悩みは何なのかわからなくなってしまうことがよくある。このようなときには、元来ある根本的な悩みが何であるかを定めるのは、任意のこと、医者の側の考え方、立場、意味づけの相違となってしまう。それで多くの精神主義の見方では、さまざまなことが言える。一歳児、三歳児の人間関係の故障とか、幼児性欲の屈曲とか言えば、何でもそこへ持って行って説明できるので、世の多くの母親は自分の子どもが神経症になったときに、それは三歳児のときに甘やかしすぎたのだ、厳格すぎたのだと言われて、自責の念に駆られて母まで神経症になってしまう。甘やかしもせず厳《きび》しすぎもしない中立のやり方というものが客観的にありえようか。三歳児の母に甘やかしても厳しすぎてもいけないと言ったところで、どのくらいがよいのかの判断は個々にちがう。医者の方は精神療法的教祖の言を借りてうまく意味づけて、自分でもわかったような気になって安心し、多くの病人やその親も医者の言葉によって、さらに神経症になりつつも病気の意味がわかって安心し、それで病気は治っていく。これは昔、悪業に対する神のたたりと言われて、悔い改めて病気が治るのと同じことで、構造主義の文化人類学者もまじないと精神療法とは同じ構造を持つと言っている。寺や教会へ行く代わりに、神のない時代には、精神療法医のところへ行くことになる。

多くの健康者は詮索してみると、長い人生行路にあれほど精神的困難に遭遇したのにもかかわらず、変わり者にも神経症にもならなかったことに驚くのである。同じような過去の困難があったときに、ある人は神経症になり、ある人はならなかったのは素質の差であると言ったところで問題が解決したのではない。子どもが誕生日のお祝いに靴を二足もらって、その一足を履いて行くと、母が、それを履いてきたの、あっちのは嫌い？　と言ったときに、あしたはあっちのを履いてくるよ、と言える子は神経症や精神分裂病にはならない。もう一足の方を履いてきても母はやはり同じことを言うだろう、と言って二足一緒に履くことはできない、いったい、母はどういう気持ちであいうことを言うのか、母の心がわからない、という子どもは、こういう母子関係が続いていると、そのうちに神経症ないし精神分裂病〔統合失調症〕になる。この後者の方の、ひねって考える子どもは素質によるのか、あるいは、それ以前の母の態度によるのか、ということを問題にしても解決できない。いずれの立場をとるのを好むかとしか言えない。

ある人は根本的なトラブルを見つけたいと考え、それを解決処分すれば病気は治るとするし、ある人は、そういうものがあるかないか何とも言えないから、ただ故障を克服するような心がまえに導いていけば病気は治ることになるとする。根本的なトラブルを発見するのは告白によることが多いが、これはカトリックの告白と同じことである。告白によって罪が許されることは秘蹟の一つとされているが、この考え方はカトリックのみならず万人に共通のことである。精神分析も元来はこの考え方に則《のっと》っているのであって、宗教的でなく科学的に姿を変えたのである。真宗で、善人も救われる、まして悪人は救われないはずはない、というのも、告白悔悛による救いを考えているのである。

心と体

人間が世界の中に存在するときには、ただ外界のものを認識し、外界にはたらきかけるというだけのものではなく、人間と人間、人間と他の生物、人間と物体との関係は、自然科学的なロボット対ロボットというようなものではない。人間は外界のものを認識するときに同時に心というものを知るのである。普通身体と心とを別々に考えて、身体に心が宿るとか、脳の機能として心が現れると言うのであるが、われわれの直接の経験では、われわれは、人間あるいは物のない心とか、心のない人間や物を知ることはないのであり、死人にでも霊の存在を感じるのである。

知覚された形に心が直接見てとれるのを観相と言う。人間と人間との関係は観相を基にしている。私が街で会う友人は、ある心とある体を持った現れではなく、ただいきなり私の友人なのであり、普通それ以上分析しているわけのものではない。精神主義とか身体主義とか言うものの、精神療法のときには、この観相的な間柄という関係が大切である。世間では、あの人は頭がおかしいというときに、目つきがおかしいという。目つき、視線を交わす、話をし合う、手を握る、肩をたたく、ということで心が通うのであり、親しい人間関係ができるのである。

精神障害では、人間と人間、人間と物との観相的関係が変わってくる。病人が人間や物と出会って妙な意味にとる幻覚とか妄想とかは、知覚機能や思考作用の障害によるのではなく、その根本にある病人の観相性の変化によるのであるが、このような観相性を持つ人間とは何かという意味まで問われねばならない。

幻聴や被害妄想は本来人間の孤独、はかない存在、いつどこから破滅をこうむるかもわからない危ない存在ということから、脳が傷つき、心が傷ついたときに姿を現してくる人間存在の根本的な不安なのであろう。そういう根本的な存在の深淵の無が姿を現すときに、幻覚や妄想でやっとそれから顔をそむけているのであろう。われわれは患者に対して人間的な交わりでこの不安を除いてやろうと努力するのであるが、それはその人間の伴侶となってやることでもよく、あるいはその人間に人間存在の根本的危険を悟らせて、雄々しくそれに立ち向かわせ、それを肯定させていくことでもよく、あるいはもっと低級なやり方で、その不安をごまかして、とにかく安心させることでも仕方がない。

このような精神療法は宗教や哲学や人生観とも通ずるところがあるので、医者だけが精神障害者を治せるものとも限らない。また人間の存在のこの深淵を覗《のぞ》かせてくれるものは身体と無関係のものでもないので、脳の病気によって、はじめてこの深淵が悟られることもあり、その病気が治ればまたこの深淵は気づかれなくなることもある。この存在の深淵を知るということは人間にとって価値があることかもしれないが、それは恐ろしいものでもあるから、知った方がよいのか知らない方がよいのかは、何とも言えない。そういうものを知らずに過ごす健康な幸福な俗人、「健康病」患者の方がよいのかもしれない。前にも述べたように医学ではこの俗人の方を善しとする。鬱病になって「地獄」を体験して、それが治ると、多くの人はけろりとしているのは不思議なことであるが、また少数の人間は、治ったあとで人間存在の深い認識を得て、悟りを開くことがあるのも不思議なことである。

つき合い

病人とはまずつき合うことが大切である。よく世間では、狂人は危険で何をしでかすかわからないから監禁しておかなければならないと言い、この危険な行動は病気の直接の現れであると考えられがちであるけれども、実は周囲の人の無理解な言動に対するあたりまえの反応なのである。病人をいきなり捕まえて監禁すれば、出してくれと暴れるのを、それは病気の症状であると言うが、時として健康な人を病人とまちがえて——こういうことがないとは言えない、家人がその人を病人に仕立てるために嘘の陳述をすると、医者も初めのうちは騙されることがある——捕まえて監禁すると、やはり出してくれと暴れるのである。

長いこと監禁されている病人は、病室の中を一日中無意味に往復している。これは常同症と言って、いつも同じ簡単な運動をつづける精神病の症状とされ、脳のどこかがおかしくなってこのような妙な運動を起こすのだと言われる。あるいはこの往復運動は動物園の檻《おり》の中の熊の運動と同じで、精神病では精神が退化して熊の程度になるのだと言われる。ところで熊でも病人でも室内から外に出してやると決して往復運動はしない。それゆえ、この往復運動は運動不足を補う合目的な行動であったわけである。檻の中でも、監禁病室の中でも、この他の運動をする余地はないのである。病人が体操をすると、また妙なことをしていると言われる。黙って座っていると無為不精だと言われる。結局何をしても病気の症状となってしまう。

社会で困る行動の多い病人を入院させてつき合っていれば、少なくとも病院の中では病人はまもなく安居するようになる。医者はその人生観・世界観によって、どのようにつき合ってもよい。どういうやり方が一番よいかということはなく、いかに熱心につき合うかが問題なのである。孔子は徳を説いて乱世を宿なし犬のように東奔西走したが、その痛ましい努力が実らなかったとしても、それでもよい。楚の狂人のような超越者、接輿は、不穏な世の中で怪我をせぬためには迷陽——バカのまねをする——に越したことはない、人生の障害に出会えば、突き進んで怪我をするより、退いて迂回して身をまっとうした方がよい、有用の用より無用の用も考えてみる方がよいと言う。

人間というのは、人とは一人《ひとり》でなく社会という人と人との間の場の中に存在するものという意味で、中国の古い本にも人間世《じんかんせい》、人の社会と言っている。そして場合場合により、さまざまな人間関係のあり方が選ばれ、あるいはそれに陥る。それがうまくいかずに参ってしまい、挫折してしまうときには、それに病気が関係しているときでも、医者は、自分の見方を押しつけるわけではないが、病と一緒につき合いつつ考え直させてみて、人生行路の新しい道を見いだすように努力しなければならない。

ひそかに

病人を治すのに、相手にそれと気づかれずに、ひそかに、非理性的に、治癒の確信や信仰を目ざめさせることができる。これを暗示と言う。暗示、サジェストは、サブ（下に）、ジェスト（持ってくる）、下の気づかぬところに持ってくるということである。

単なる身体的な病気にもいくらもこの方法が用いられ、いわゆる「無用な」注射でも、病気には無効でも、治るということには無効ではないのである。治ると思えば「おびんづる様〔病んでいる部分を撫でると病気が治るとされる撫で仏〕」を撫でても病気は治る。フランスでもルルドのマリアのお水を飲めば結核性脳膜炎まで治ったそうである。これを一概に迷信と片づけてしまってはならない。今日では科学的に見える迷信でいくらも病気が治っている。医者はこういう方法をなるべく避けるべきであるとはいえ、別によい方法があるわけでもないときには、そうと意識して用いても責められることはない。

催眠術も前世紀の中頃から終わりにかけてフランスで盛んに行われ、その後一時おとろえたが、近頃また勢いを得ている。特別なやり方、たとえば「おまじない」であるものに気を集中させて、眠りに似た状態に陥らせるのだが、睡眠とちがって無意識の心の交通がある程度保たれていて、病人は術者の命令の通りに行動するのである。このあとで目が覚めたのちに病人は無意識に術者の心の影響を受けていて、暗示された通りの心的状態になりうる。催眠中にある病気が治ると暗示されると、その病気は消える。このような治療は神経症に有効であるが、体の何の病気にもある程度影響を与え、分娩の痛み、その他あらゆる痛みが暗示によってある程度軽くなる。術者の手のひらから電気が出て病人の患部に作用して治ると言って、手のひらを当てると、病人は実際電気のビリビリした感じを得、痛みは軽くなるのである。何かの流行薬に効があるのもこの理由による。したがって薬の有効性を立証するのはむずかしい。睡眠薬など、医者が何でもない薬を与えて、これを飲めば必ず眠れると言うと、それで眠れるものであるし、この場合、悪い副作用がないのも取柄である。これにくらべれば、自分で睡眠薬を買って飲むのは不眠症の治療としては非常にまずい方法で、実際の睡眠薬を充分に飲んでも、このくらいの分量では足りなくて、効かないのではないかと疑えば、もうそれだけで、薬を飲んでいるのに眠れなくなってしまうのである。

修業

精神集中によって自己の心の緊張を解き、精神的な故障のみならず内臓の故障にまで好影響を与えることができる。禅の修業やヨガ行《ぎょう》もこれである。このような方法は昔の中国にもあったし、日本でも以前に行われた。

子綦《しき》という哲人が、静かな窓辺によりかかって、ゆったりと深い大きな息をしている。それはうつろで主客分離を止揚した境にあるようである。それは枯木のごとく、火の気のなくなった灰のようである。自分を忘れてしまっている。彼は風の音を聞いている。風はいろいろな音を出している。人の作る音楽は人の響きであり、風の音は地の響きである。子綦は天の響きを聞いているのだと言う。それは、なぜいろいろな音がするのかと詮索したり、音がいいとか、うるさいとか評価したりするのではなく、ただ無心に音と自分と一体になっているときは、それは天の音楽なのだと言う。自動車の音がうるさくて眠れずに「神経衰弱」になるという場合に、静かなところへ逃れてそれを治すというのも一つの方法であるが、修業により自動車の音と一緒になってしまうと、うるさいとか気になって眠れぬとかいうことがなくなって、「神経衰弱」は治るのである。

座るか寝るかして、じっとしていて、外界への感覚を断って心の中を空にしようとする。初めは妄想雑念《もうぞうざうねん》が浮かんでくるが、ついに心は寂然として虚となってしまう。こうなると病気の故障は消えてしまう。しかし、このような修業は実行がむずかしいので、思いを一つのことに凝らす。頭の上に、よい香りのやわらかい薬草の塊が乗っている。その薬草は水のように上から体を浸して、頭の中から頸《くび》、肩に及び、腕、胴をうるおし、ついに脚の方へ流れて行く。そうすると体の中にたまっている痛みや故障も流れ去って、体中に暖かい好い香りが満ちる。こうして病気も治ってしまう。これは一種の自己暗示である。荘子《そうじ》とか白隠《はくいん》の書にはこのような治療法が書かれている。一朝一夕に成功することはないが、気長に努力するとこのような境地になり、病気が治ってくる。

ドイツ人のやり方も似ている。息が静かになる、四肢がだらっとしてくる、体中が暖かになるというように、呼吸の整調と筋肉の弛緩と血管の拡張を来たすために、白隠と同様の行《ぎょう》をやらせる〔自律訓練法〕。フランス人は数珠《じゅず》を指先でつまぐって、もう私の病気は治ったとのみ念じて、無念無想になると、病気は治ると言う。禅で結跏趺坐《けっかふざ》（足を組んで座る）し、只管打坐《しかんだざ》（ひたすら座る）、ただ無念無想に座るというのも同じことである。

告白

「おぼしきこといはぬは腹ふくるるわざなり」とは『大鏡』や『徒然草』に言っているし、罪を犯した人はそれを口に出してしまえば心が軽くなるので、カトリックでは告白で救われる。王様の耳は驢馬《ろば》の耳であることを発見した床屋は、それを心の中にしまっておくとやり切れなくなって、地に穴を掘って、その中へ叫んだら、すっきりしたと言う。

何か屈託することがあると、それを口に出して人に言ってしまう方が心の結ぼれが解ける。しかし心の秘密はなかなか口に出せないし、しまいには何で屈託しているのかわからなくなってしまう。そういうときに心を軽くする薬を用いたり、ただとりとめもなく話をしていたりすると、ひょいとそれが思わず出てくることもある。

亭主が浮気をして悩んでいるある国語の先生は、講義のときに藤原の公任《きんたふ》をきんたまと言ってしまった。夢には、試験にできなくて苦労したことが、卒業後三十年しても出てくる。しかし夢で試験にできなくて、鉛筆を何本も使い減らして、それでもできずに喘《あえ》いでいるのは、本当は試験に困っている意味ではなくて、鉛筆は尖った棒で、男性の象徴であるから、性の悩みをあらわしているのだというような意味にとるのは、精神分析の人のやることである。

こういう解釈はいくらでもつけられるものであるし、また人間は心を妙な象徴であらわすことがあるので、象徴解読によって心の秘密を知ることができるという考えが近頃広く行われている。子どもに絵を描かせ、箱庭作りの遊びをさせ、寸劇をさせて、この子にはどんな不満があるか、悩みがあるかを見つけることができる。あるいはシュールレアリスムの絵を見て、さまざまに意味づける。意味をひねった表現として示した象徴詩は作者より読者がよけい多くの意味を見いだす。この意味づけから、意味をつける人の心の中の秘密を窺《うかが》い知ることができる。その意味づけが正しいかどうか判定する方法はなく、またある意味づけをされると、それがもっともらしいと思えば、それだけで事は解決したように思うのが人の心の常であるから、象徴を解読してもらって、それを納得して心が軽くなっても、それが正しい解読であったかどうかはわからない。

仏教の十二因縁などというものになると元へ元へとさかのぼって意味づけをしようとし、キリスト教の解釈学は聖書からさまざまな意味を引き出そうとし、素直には受け取らない。西洋文明、科学文明には一般にそういうところがあり、因果論、意味の解釈をその根本原理としているので、アメリカのような文明国では精神分析が好きである。中国のように神話もなかったような国では、すべては因も果もなく、矛盾だらけの生起消滅であると昔から考えていた。この方が宇宙の真理を的確に言いあらわしているのかもしれないが、人間はこういう非情な自然を見つめることがなかなかできない。天は人間を愛しも憎みもせず、人間はただこの世に投げ出され、ただ消えて行く、親のない豚の子みたいなものである。悪人が栄え、善人が滅びることもあり、そのためにあの世で地獄に落ちるとか、極楽に救われるとかいうことはなく、死後は何もない。しかし、このような非情な無を見つめることはなかなかできないので、神とか輪廻《りんね》とか、永劫《えいごう》の回帰ということを考え出して救われるのである。

文明評論家とか文化社会学者は、このような意味づけをすることがうまい。今日わが国ではスーパー・マーケットへ行くと、赤だの青だのの着色のけばけばしい、甘味の勝った食品が多く売れているのは、国民の心が退行して幼児のような状態になっているからで、嘆かわしい現象であると言うが、キリストは幼な児のようでなければ天国に入れないと言ったのだから、これは好ましい現象とも言える。アメリカの住宅街にはパッと明るいきれいなお伽噺《とぎばなし》の中のような家が並んでいるし、ヨーロッパの寺院や王宮は原色で多彩で、きらびやかで、日本の灰色の、くすんだ、渋味のある古い家や寺とくらべれば幼児的であるが、観点を変えれば、一方は清潔で、一方はきたならしい。と言って、どちらの方が心に訴えるところが多いかと言えば、それは人によってまちまちである。

精神療法には、このような見地の相違がどうしてもついてまわるのはやむを得ない。

病人は自分の気に入った医者を求めてさまよい歩くが、これは患者の気まぐれ、浮気のせいではなく、ついに良い医者に出会って治る。それゆえ精神病の患者は医者から医者へさまよい歩くものである。

発散

心の中に屈託、悩みがあるときに、それを簡単に口に出して告白することもできず、また口に出して言えるほどはっきりと自分でもわかっていないこともある。そういうときには何かはけ口を作るとよいのであるが、それには何かの仕事をさせるのもよい。ことに他の病人と協同の仕事がよい。体の病気では安静が必要なことも多いが、精神障害の急性期を過ぎたときには何かさせる方がよい。ことに精神分裂病〔統合失調症〕では次第に鈍くなり、ものぐさになるので、それに対抗するために仕事をさせる。淀む水は腐ると言うように、精神的に何もしないでいるとぼけてくる。

普通の人間でも何もしないでいると鈍くなる。物思いに耽ったり、沈思黙考したりするときには、それが何か高尚な問題の解決の場合でも、かならずしも静かな環境にじっとしている方が都合がいいとは限らない。ごたごたした人ごみの中を歩いたり、本を読んだり、音楽を聴いたり、満員電車に揺られたりしている方が、よい考えが浮かぶことがある。昔は何か一つのことに専念する方がよいと考えられて、何の妨害もないところで専心勉強すべきであるなどと言われたが、今はレコードやテレビを楽しみながら勉強しても結構効果的であることもわかり、試験勉強に八時間がんばり通すよりも、途中で三〜四回、三十分から一時間ぐらい小説やテレビでも挟んだ方がいっそう効果的であることがわかっている。屈託が払えるからである。このようにさぼっては勉強にいけないと思って休んだのでは何にもならない。さっぱりと思い切って休む方がずっと休養になる。頭はいろいろに働かせる方がよいのであり、同時に屈託を発散させて気を楽にさせる方が、いやいや一所懸命に努力するよりも有効なのである。うまく遊びながら勉強するのが最も効果的である。

屈託を発散させてさっぱりするには、仕事以外に、歌を歌ったり、劇を演じたり、物語を作ったり、絵を描いたりするのもよい。そのとき創られた劇や物語や絵には、心の底の屈託の象徴的な表現とも思えるものが出てくるので、病人の悩みの種の見当がつくように思えることもあるが、これはあくまで象徴解読であり、表現の意味づけであって、病人の心の中が何から何までわかったように思うのも、見る人の妄想であることもある。象徴画を見ると、その絵を描いた人の心の中がすっかりわかるようなことを言う批評家がいるが、別の批評家はまた別の意味を見て取るので、誰が何と言ってもよいことになる。虫に絵の具をつけて紙の上を這い回らせて美しい模様ができたときに、それは虫の心の中にある美意識の表現と考えてよいものか。電子顕微鏡で鉱物のかけらを見ると、それはすばらしい芸術品ではあるが、それは、それを見る人間にとってそうなのであって、それを作った大自然には美意識などというものはないのである。と言って、人間の芸術的表現にその人の心がまったく表現されていないものでもない。また人間の観相性にいかに訴えるかということも芸術家は考えるので、芸術家の表現はその心の率直な表現とも限らない。

精神的風土

心には心でと言うときには、相手の心に治療者の心がはたらきかけるのであるが、人間全部に共通な地盤に同じようにはたらきかける内容というものはたしかにある。小鳥は誰にとっても暖かく可愛いし、蛇は冷たく気味が悪い。ところが蛇のごとく慧《さと》く、鳩のごとく素直なれと主《しゅ》が十二使徒に忠告するとき、蛇のように賢くあれと言うのは、怜悧であれとの比喩としてはどうも納得しかねる。ユダヤ人には通じても日本人には通じない。小羊のごとき使徒が狼のような異邦人の中へ入って行くには悪賢く、ぬけめなくせよと言うのならわかるが、主がそういうことは命じまい。日本人には日本人らしい評価の基盤があり、ユダヤ人にはユダヤ人の基盤があるのであろう。霞がたなびいた細かい美しい風土では、死人の霊魂はすぐそのへんに浮かんでいるようだし、日光の照りつける熱い単調な砂漠では、神は唯一つ厳然と鎮座しているようである。

　訴える心と訴えられる心との間には、精神的風土のいかんによってちがいがあるだろう。精神分析は万人に共通のように思われるが、これはカトリックを手本にしているのであって、この教義によると、病人は罪人であり、幼児のときに近親相姦の怪しからぬ願望を抱いたために罰を受けてノイローゼになる。そして医者は神の役目をして、告白され、その罪を許してやると、ノイローゼは治るということが根本原理となっている。日本や中国には、このような神はなかった。そして、こういう罰もなかったことは、東洋人が西洋人にくらべて下等であったかのごとく論ずる人もいる。日本人は近代西洋文明の摂取に熱心であったが、その根底となっているキリスト教は日本に充分根をおろしたとは思われない。と言って、日本人は今は仏教や神道の熱心な信仰を持つとも思えない。一般に日本や中国には、インドや西洋のような神、それも罪人を罰する恐ろしい神はない。

　人間は前に述べたように意味を求める者である。西洋人は人間の根本的な存在の意味を考えて神の概念に達した。中国人はそうではなくて道という概念に達した。中国訳の聖書を見ると、こうなっている。「約翰《ヨハネ》伝の初めは、元始有道《はじめにことばあり》、道与上帝共在《ことばはかみとともにあり》、道即上帝《ことばはかみなりき》、万物以道而造《よろずのものこれによってなり》、凡受造者《なりたるもの》、無不以之而造《一つとしてこれによらでなりたるはなし》」となっており、この漢字の方だけ読んでいくと、まるで『老子道徳経』を読むような気がする。しかし中国の道は虚無で、「吾不知誰之子《われたれのこなるをしらず》、象帝之先《ていのせんににたり》」、道はどこから生じたか、その初めはわからぬが、神よりもっと前々からあったようなもので、それは愛しも憎みもせずに、人間をただこの世へ投げ出すだけであり、西洋の神のように人間に対して愛憎の感情を持っていることはない。それゆえ、人が死ねば神のところへ行くのではなく、虚無に消えるのみである。

ところで日本人は、人間存在の意味をどう考えたか。日本には昔からろくに宗教というほどのものも哲学というほどのものもなかったようであるが、民族の心は必ずしもこのような壮大な体系の中に現れるとはかぎらず、文学や伝承のなかにも現れる。それは存在のはかなさの美と哀である。もののあわれというのは、これにあたるし、仏教から来た諸行無常もこれであろう。「諸行無常、是生滅法、生滅滅已、寂滅為楽」、一切諸法は生滅無常だが、この生滅を滅し去れば、そこに不生不滅の涅槃《ねはん》の真楽があるというもの、この和訳は、日本語のＡＢＣにあたる、「色は匂へど散りぬるを、我が世誰ぞ常ならむ、有為の奥山今日越えて、浅き夢見じ酔ひもせず」であるが、「あさきゆめみじゑひもせず」というのは寂滅為楽という感じがせず、いろは歌全体から受ける感じは、美しい哀しい、果敢なさが、妄想で神仏を考え出すこともなく、無に帰するということのようである。

孔子が川のほとりで、「逝く者はかくのごときか、昼夜を舎《お》かず」と言ったのは中国人らしく逞しさを感じさせるし、ギリシアのヘラクレイトスの「万物《パンタ》は流《レイ》れる」は、同じ人の言った、「戦争は万物の父なり」のように無情さを感じさせる。諸行無常、アニチャ　サンカラ、あるいはヴァーヤ　ダンマ　サンカラ、アは否定、ニチャは常住、サンカラは行（現象）、ヴァーヤは衰滅、ダンマはダルマ、法は英語に直せばトランシトリ　アー　ビーイングズとなろうが、これは、もののあわれとはまったく語感がちがってしまい、ドイツ語のアレス　フェルゲングリヒの方がピンとくる。

ところで諸行無常の観念は、あらゆる人間に共通なものであろう。西洋人はこれから逃れて絶対の永遠に至ろうとして神を造り、神の恩寵にすがって己も永遠の存在となろうとしたし、インド人は自分が永遠の仏となった。そして、その象徴として石や金属で寺院や像を作り、永遠の存在とした。日本人は美しい、哀しい、孤独な、はかない自然と融合し、無常な自然と一体となること、主客分裂の廃止を救いと見た。それで石や金属で永遠の形象を作ることはなく、人工を加えない野や山に、草や木の家を造り、木の葉や花をいけて、そして、それらの中に合一して朽ちはて、消滅したのである。有名な定家の歌は、この灰色の美の哀しい孤独なはかなさを言い表している。

見渡せば花も紅葉《もみじ》もなかりけり浦の苫屋《とまや》の秋の夕暮

精神療法が、神は死んだ現代において、いかにして人間存在の無常を超越しようかということを問題にするときに、西洋人は共同存在、我と汝の存在を求めるように導く。これは神の代わりに人をということである。日本人は無常と一体になり、無の中に消滅しようとした。中国人も同様で、すべての存在は矛盾の中に生起し、消滅するものであり、合理的に何かの原因から結果に至るのではなく、ただ非合理な生起と消滅であって、今の状態の原因を求め、この原因を去って元の状態に戻る――これは精神分析の根本理念であり、医学の根本理念でもある――のは救いのないさかしらであるとする。西洋の精神療法はいつも背後をふりかえり、そこに過去の原因を求めるのであるが、人間として存在しているかぎり過去に傷のない人間というものはないのであるから、必ず原因が見つかる。過去に傷を持っていながら多くの人が何の故障も起こさずにいるのがおかしいくらいである。過去にそういう傷があったかどうか詮索するのは限りのないさかしらである。中国人は現実はあらゆる存在がそれ自身で生起し、それ自身で消滅する流れであり、矛盾を含んだ変化の進行で、そこにさかしらを加えて因果を探ることは渾沌《カオス》の生きた流れを破り、ほうっておけばうまく進む流れをぶちこわすものだとする。この迷いを超越するためには、まったく渾沌の中に生き、矛盾、非合理をそのまま受けとり、なまはんかなさかしらを加えないがよいと教える。人間は、存在は無常と知ってこの現実の中に身を委ね、無に終わるべきである。日本人は美しい哀しい無常を考えたが、中国人はずぶとい泥まみれの無常を考え、醜もよし泥もよし糞もよしとする。結局ありのままの生を生き、変化の進行に乗って遊び、与えられた現在は美しくても醜くても、それを肯定しよう。そして人間存在の根本の様相を求めてさまよい、それを無と観ずるが、さらによくよくそれを見れば、花は紅《くれない》、葉は緑の、悲しみに泣き、喜びに笑う、平凡な生活であると悟るのが真の救いである。ここには神もなく、共同存在もない。否《いな》、あってもなくても、いずれでもよいのである。そういうところにも救いはあるものだと悟るのも、一つの東洋的な精神療法なのである。

遺伝

精神病は遺伝するとよく言われる。精神病と言ってもいろいろな種類があるのであるが、伝染病や中毒による精神病が遺伝するということはできないので、遺伝が問題になるとすれば、原因がよくわからない精神病が遺伝するかどうかが問題になろう。遺伝性があるということは、親が精神病なら子に精神病があるか、いちばん決定的なのは、一卵性双生児の一方が精神病になれば他方もなるか、ということで証明するしかない。

私たちが平生みている精神病の病人の親ないし先祖に精神病があるかないかは、思いのほか調べにくい。親にはない場合の方がずっと多い。先祖のことは二、三代さかのぼると、もうわからない。祖父の兄弟のことなど全然わからない人が大多数である。名ぐらいわかったとしても、その人が精神病で、そのうえ精神分裂病〔統合失調症〕であったか躁鬱病であったかなどわかるわけはない。と言うのは、その時代には、こんな名の病気はなかったからである。頭のおかしい人がいたそうだぐらいのことしかわからない。自分の先祖には精神病はないと言う人も、三代ぐらい前のことまでしか知らないのが普通である。

よく旧家には精神病が多いと言われるが、それは旧家では古い祖先のことまでよくわかるから勢い精神病が多いということになるらしい。私の家も地方の旧家で、家に伝わった記録によると、父方の家系は清和帝にさかのぼり、母方の家系は桓武帝にさかのぼる。そして私の曽祖父は『夜明け前』（島崎藤村）の青山半蔵に当たる。この曽祖父は幻覚妄想性の精神病であったのであるから、今で言えば精神分裂病である。それではこの種は皇室から来ているのであろうか。

歴史によると、七十一代の後三条帝（一〇七〇年頃）の皇女佳子は、二十九歳のときに、独言《ひとりごと》を言う以外に会話もできなくなり、髪を乱し、衣を裂いて興奮し、人が来ると隠れてしまったという。これも今で言えば精神分裂病である。それで帝が神仏に祈ると、お告げで、京の岩倉の里の大雲寺の泉の水を飲むようにとのことであった。こうして皇女の精神病は治ったと伝えられる。その後、この地に精神病の病人が集まり、観世音に参詣して閼伽《あか》の井戸の水を服用したり、裏の不動の滝を浴びたりして治療し、岩倉の村中の家が病人の世話をして、世界中でもベルギーのゲールと匹敵するコロニーができて、第二次大戦まで存続した。

このような病人は、皇室になおいくらもいよう。明治帝の子にも二人病人がいた。古くさかのぼると卑弥呼《ひみこ》女王に至る。彼女は鬼道に事《つか》え、衆を惑わし、年頃になっても夫婿となる者がなく、弟がいて助けて国を治めた。王となってから見た者がなく、多数の女官が侍しているだけであった。ただ男性が一人いて、飲食を給し、彼女の居室に出入りして、その言葉を伝えた。厳重な居室を作り、いつも人が守っていた（魏志倭人伝）。

卑弥呼はシャーマンの呪術者であったとされる。神がかりになって、予言や呪《まじな》いをして神の意を伝える宗教的指導者である。旧約聖書に出てくるエゼキエルはユダヤの偉大な預言者であるが、哲学者ヤスパースによると、彼は精神分裂病の病人であったことは確かであるそうである。卑弥呼女王は幻覚として神のお告げを聞き、それを人に伝え、当時の人々はそれを信仰して神と人との仲介者として尊敬したのであろうが、まともに人と交わることもできず、時に興奮などしたであろうから、夫となる人もなく、ついには人に会わせては都合が悪いので厳重な座敷牢におしこめ、多数の看護婦〔師〕が世話をしていたにしても、女手だけでは手におえないときには、男の看護士もいて取りおさえたのであろう。

巫女《みこ》（「みこ」とは神子、御子のこと）という神がかりになるのは精神分裂病の病人であることが多い。多くの宗教の開祖はこのようなものであり、天理教の開祖中山ミキもおそらくそうであったろうし、戦後の踊る宗教の北村さよ、爾光尊《じこうそん》の長岡良子は確かに精神分裂病の病人であった。西洋ではキリストさえそうであったと言う人もあった。やはり神子、御子である。シュワイツァーの学位論文はキリストの精神病についての研究であって、ただ、現在残っている資料だけでは、そうであったとも、なかったとも、言えないと結論している。

こうして先祖をたどって行くと、どこの家系にも精神病者がいることになり、自分の家系だけは精神的に健全で、血族に狂人はないと称する人は、三、四代さかのぼると、どういう先祖がいたかわからない、悪く言えば、どこの馬の骨かわからないということに過ぎない。世間では結婚のときに血統をひどく気にするが、現在の調べ方は学問的でなく、親が病気であるから子も病気になるであろうとか、同胞に病人がいるから当人も危険なのではないか、というだけである。

以前は、結核も血統のせいにされていたが、これは伝染病であることが明らかになった。ところが一卵性双生児の一方が結核になると、他方も八〇パーセントの割合で結核になる。それでは結核は遺伝病かと言うと、決してそうではない。精神分裂病については、一卵性双生児の一方がこの病気になると、もう一方は七〇パーセントの割合でこの病気になる。遺伝病とすれば一〇〇パーセントでなければならない。数字だけからみると結核より遺伝性が弱いということになる。しかし結核は遺伝病ではないのであるから、結核より遺伝性が少ないという奇妙な理論は数字のからくり以外の何物でもない。数字というものは確かなようで出鱈目《でたらめ》を言うのである。

人は何でも因果的に考えないと気がすまないので、原因がわからないとすぐ遺伝を持ち出して、因果関係を妄想で作り出して、本当と思い込む癖《くせ》がある。癌も以前は遺伝と言われたが、今では次第に慢性刺激が原因という考えになりつつある。精神病ならアメリカ式に幼児からのストレスの積み重なりということになるかもしれない。

ドイツでは昔から狂気は遺伝と考えていた。ヒトラーはそれを信用して精神病の病人と「下等な精神」を持つユダヤ人を殺してしまった。そして断種法という法律を作って精神病を減らそうとした。ところが自分が「下等な人間」で精神病であることを忘れていた。アメリカでは、幼児時代からの人間関係の故障が積もって狂気が発生すると考える。昔の中国では、子どもが胎内にいるときに母が精神的ショックを受けると、子にあとで狂気が起こるとした。

どの説もある程度正しく、どの説もある程度誤っている。さらにおかしなことに、精神分裂病というのは一種のまとまった病気かどうかよくわからないので、今のところ一種の病気である「かの如くに」取り扱っておこうと「仮定」しているだけのことであるから、精神分裂病が遺伝するという主張は無意味かもしれないのである。また精神分裂病と躁鬱病と癲癇《てんかん》はお互いに排除し合う性質があるので、精神分裂病の遺伝子を持つと仮定される人が、躁鬱病か癲癇の遺伝性を持つと仮定される人と一緒になると、そこに生まれる子どもは健全になってしまおう。精神病の患者同士の男女の間に健康な子が生まれることもあることになる。とにかく遺伝ということは、精神病については、とやかく論じても始まらないことなのである。私の家系にも先祖に精神病があるのだが、別に親戚に精神病が多いということもない。

私は小学校時代にガール・フレンドがいたが、私の血統には狂気があるから、あの家にはお嫁に行ってはいけないと母が言っている、と彼女に告げられた。これはたいへんなことだと思った。私はその頃東北の漁村に預けられていたので、狂人というと、半裸体で、汚い恰好をして、うろつきまわり、怒鳴ったり、子どもを追いかけたりする鬼婆のようなものしか想像できなかったので、自分にあのようなものになる可能性があることは恐ろしかった。ところがこの娘が大きくなってから嫁いだ、血統の良いはずの夫は精神分裂病になってしまい、私は精神科の医者になってしまったので、その夫の病気の相談は私が引き受ける羽目になった。妙な巡り合わせである。

今日のところ、精神病の遺伝は学問的によくわからないので、精神病になるかどうかの人間の運命の予測は、三十階のビルの屋上から紙片を落として、それがどこに落ちるかを当てるようなものである。これは月にロケットを命中させるよりも困難なことだ。いくらコンピューターを使っても解答は出てこない。

八　病院と医者

座敷牢　戦後、座敷牢というものは禁止された〔制度上の私宅監置の廃止は、一九五〇年の精神衛生法の制定による〕。以前は病院の設備もなかったので、取り扱いに困る患者は座敷牢に入れておかれた。納屋の隅の、日の光の当たらない薄暗い所に、太い材木の、ライオンでさえ入れられるような檻《おり》を作って、小さな窓から食物を与え、その檻の隅には便をするところがあって臭かった。病人は髭茫々《ひげぼうぼう》で、蒼白で、垢だらけで、てかてかした煎餅布団《せんべいぶとん》に裸のままくるまっていたり、隅っこにしゃがんでいたりして、人が来ると悪態をついて唾をひっかけた。私が入ってみたある座敷牢では、十年間も掃除をしたことがないとのことで、埃《ほこり》が三センチも積もっており、病人はしゃがんだままであったので、脚が曲がってしまって立てなかった。

しかし、もっとましな座敷牢もあった。日当たりのよい南向きの小部屋に、しゃれた格子を入れて、一応外に出られないようにし、病人はそこでうとうとと日向ぼっこをしていた。これは感じのよい座敷牢であった。病人は一般にそうひどく乱暴するものでもなく、困るのは、ふらふらと勝手に外出するくらいのものであるから、このような座敷牢でもよいのであるが、以前は狂人というと、人々はひどく恐れて、狂ったライオンか虎でも入れておけるようなものを作ったものである。感じのいい清潔な座敷牢は多くは母が病気の子を入れるために作ったものであったし、虎の入るようなものは病人の同胞の作ったものであった。

病院

病院は社会的座敷牢であるものが多い。病院には多くは鉄格子と鍵が付いているので、病人は勝手に外へ出ることはできない。病人の多くは自分は病気であるという自覚はないので、病院に入れられておかれるのは不本意であるし、また勝手に外へ出たり家へ帰ったりするので、それを防ぐためにこういう設備が必要になる。監房のような、保護室という、刑務所の独房のようなものもあって、暴れる病人はここに押しこまれていた。ていのよい座敷牢である。精神病院にはこのようなものが必要であるとされている。しかし本当に必要であるかどうかわからない。次第に必要でないことがわかってきている。あれば看護者には便利である。ちょっと面倒なときには、そこにたきこんで知らぬ顔をしていればよいし、少し世話のやける病人は、そこへ入れるぞとおどかせば、たいていはおとなしくなる。

けれども看護の手さえ充分にあれば、病人との話し合いだけで、格子も鍵もなしに充分うまくやっていける。近頃はこういう病院が多くなりつつある。人間は反抗的なもので、監禁すると何とかして出ようと乱暴するが、自由にしておけばおとなしくしているものである。精神病の病人は脳の病気のため何の理由もなく乱暴すると言われるが、実は病人は気が利かないため、傍《はた》の者がやけを起こして乱暴な口をきいたり、ののしったり、ばかにしたり、いじめたりするので、その傍の人の扱い方に腹を立てて病人が乱暴するのである。多くの病人の入っている病院でも、医者がいきなり病人になぐられるなどということは決してない。

実際取り扱いに困るのは、精神病の病人ではなくて、変わり者の中の犯罪者、アルコールやモルヒネや睡眠薬の中毒依存症者で、いくら話し合っても、そのときは、「はい、はい」と言っておきながら、すぐ裏切るのである。病気の人間より病気でない変わった人間の方が困るとは妙なことである。このような病気でない病人が精神病の病人と一緒に取り扱われることは、病人にとって不幸なことである。アルコール依存症者は酒の切れたときには正常者なので、これを監禁しておけば不服を言い、怒り、乱暴する。外へ出してやればすぐ酒を飲んで一時的狂人となる。始末に困って入院監禁すれば酒の酔いはすぐおさまるが、狂人になるまで酒を飲むという悪癖はおさまらない。この隠れた悪癖のため酒飲みはしらふのときにも狂人なのである。

精神病院は今のところ社会の恥部として、一般の人は自分だけは無関係と目をつぶっている。ところが精神分裂病〔統合失調症〕の病人は人口の一パーセントおり、知的障害者は人口の五パーセントおり、変わり者で社会的に困るものやノイローゼではどのくらいいるか見当もつかない。日本では戦前、精神病院の病床数は三万で、医者は数百人であった。今日では二十五万床の六千人ぐらいである〔厚生労働省の平成二十六年の調査によると、精神科病院の病床数は二十五万二七四七床、医者は約一万五千人〕。アメリカでは六十万床の一万四千人というところであろうか。どこの国でも病床不足と従業員不足で困っている。かなり回復してからは薬を服用したり、よく見守って注意してやるだけでかなり社会復帰ができるものであるが、世間の人はよくなった病人に無理解で、国も冷たく、また社会が複雑化して、よくなった病人が適応しにくくなってきており、結局そう必要でもないのに長く病院の中に住むようになってしまう。アメリカではこのごろ二十万床に減らした〔先進国では一九六〇年以後、精神病床数を急速に減らした。アメリカも一九七〇年代後半には、既に人口当たり精神病床数は日本より少なくなり、その差は、その後ますます拡大した〕。

一世紀前の病人の扱い

クレペリンが精神分裂病〔統合失調症〕という病気をまとめあげたときには、何の薬もないような時代であったが、その本を読むと、現代にもよく当てはまるようなことが言われているので驚く。

この病気になりはしまいかと思われるような子どもの発病の予防のためには、心身の発育全般をうながし、脳の機能の偏った育成を避けるのがよく、自然の条件の下に成長した力強い身体は、ことに大都会の教育による軟弱化や萎縮や訓練の危険にさらされた子どもよりも、発病の危険を克服できる。田舎で成長し、戸外に長時間おり、身体の鍛錬を行い、偉くなるとか成績をよくするとかの功名心なしに、学校教育を遅く開始し、養育を単純化することが旨とされねばならない。精神分裂病の本体は異常な素質の人柄に不都合な生活や教育の影響が作用したものと解する人は、上記のようないろいろの措置によってこの病気の発生を予防できると期待する。

発病してしまってからは、急性の場合には鎮静剤で静かにして二〜三日微温湯の中に横たえて漬けておけば落ちつく。この急性状態が去れば、病気で冒されずに残っているものをできるだけ保つことが大切で、興奮など取り扱いに困るような様子がなければ早期退院がよい。別の病棟や別の病院や以前の環境に移しただけで驚くほどよくなることがある。口も利かず接触のとれない病人が家へ帰る車の中でもう話をしだし、家へ戻るとすぐ仕事につくこともある。

病院生活で、自分から進んですることも考えることもなく、同じような日を過ごすと、保護にはなるが、軟弱にしてしまい、知情意を非常に鈍くするのであって、精神分裂病の症状と思われるものは、病院に長く閉じこめておくことによって生じた症状で、病気自体の症状でないものも多い。病人は自分や周囲に対して困った行動をすることも多いので、入院させておく方がよいのか、早く退院させる方がよいのか、迷うものであるが、かなりむずかしい病人でも家庭では驚くほど態度がよいので、退院をそう心配することもあるまい。

しかし、こういう措置をいくらとっても、病後の精神的廃疾者が大きな病院にたまり、一生涯病院で暮らす、世話を要する病人となる。彼らに必要なのは仕事で、これのみが、まだ残っている能力を常習的行為によって保持し、まったく鈍感に陥ってしまうことも防ぐことができる。最も適したのはコロニーで、ここでは、さまざまな仕事につくこともでき、独立性をできるだけ保つこともできるので、評価し難いくらいの利点がある。また家庭看護も、退院への移行としても、長く居る所としても大切な役をする。こういう所ではまったくぼけた患者も、ある限られた範囲では、庭や畑や、家畜場や仕事部屋や、薪切《たきぎき》りや秣刈《まぐさか》りや、筆耕模写や、炊事洗濯、家事裁縫などに就かせると、喜んで役に立つ仕事に、病気がまだ冒さずに残している能力を発揮させられる。

病人の精神的状態は、重い熱病などのときに、不変のまま長くぼけたままの状態の者でも、非常によくなることがあり、怒りっぽい、言うことを聞かない患者が物わかりよくつき合うようになり、妄想が消え、鈍感なぼけた患者も周囲の出来事に正しい理解を示し、以前のことを何でも覚えているので驚かされることがある。しかし残念なことには、この改善は身体の病気が治るとすぐまた元のぼけた状態に戻ってしまう。すなわち、非常に重い痴呆的な状態も決してもう変えることのできない破壊のあらわれではなく、まだある程度回復可能なのである。しかし病人に人工的に熱病を起こしても精神状態がよくなってしまうということはまだ見られない。

以上は、クレペリンの意見なのであるが、今日こういう点で改善されているところはほとんどなく、かえって悪化している。予防のための子どもの養育に対する態度はまったく逆になっていると言ってよい。早期退院、社会復帰の促進と言っても、現在は家族の世話もできなくなり、老人の世話もしなくなっている状態であり、仕事は工業化されて自然から遠ざかり、患者の機能回復、保持のために必要なはたらき場所はなくなってしまっている。したがって病人はかなりよくなっても監禁されたままになってしまう。病人は不平を言わないのか。言えば、それは病気の症状とされて、薬でぼかされてしまう。結局、以前は格子や鍵で病人を物理的に監禁し、今は薬で化学的に監禁することになっている。薬も使いようによっては、以前なら入院させておかねばならなかった病人を、外来に通いながら、うまくいけば勤めながら処置できるので、化学的監禁としても大いに用いられている。薬は病気を治すものではないらしい。困る症状を薬でおさえて何とかやっているうちに病気は自然に治るというのが、多くの病気のときの、たいていの薬の効き方である。

古い痴呆的分裂病〔統合失調症〕

精神分裂病という病気は奇妙な病であって、いかにも狂ったというように見えながら、脳の変化は見つからず、よく治るものと、治らずに手こずるものとがある。脳の病気とは言えないが、時には脳の病気のときに精神分裂病そっくりの症状をあらわすものはある。こういう場合には、精神分裂病と言わずに、脳の病気で精神分裂病の症状を持つものと言われる。脳という物質の過程の変化を引き合いに出せない、心理的なものの中だけで動いている、いわゆる神経症とはちがって、症状は奇妙で、正常人から懸け離れていて、「狂って」

見え、ひとりでに起こってくるようで、心理的なきっかけはないように見える。しかし精神分裂病の症状は全然無意味なもの、わけのわからないものとも言えず、人間はいかなるものにも意味をつけることができるものであるし、きっかけはないと言っても見つけ方が悪くて私たちに気づかないものがいくらもありえる。

何の治療もしなくても三分の一は治ると言うと、軽い、たちのよい病気のように思える。しかし、ひどく狂ったように——と言うのは、症状が奇妙で、きっかけなしに起こるように——見えて、どんなに治療しても廃人になって、一生を精神病院に収容されたまま送るようになる者も三分の一はあり、多くの精神病院の入院患者の半分以上はこういう状態の終身患者であるとなると、事は重大である。このような病人は一見脳が機能しなくなった痴呆患者そっくりである。しかし調べてみると知能、知識は失われていない。脳の病気による痴呆では智慧《ちえ》の庫《くら》がからっぽになっている。精神分裂では、この庫には智慧はいっぱい詰まっている。ただこれを使わないのである。宝の持ち腐れというような状態で一生を終えるのである。

こういう病人は、一日中何もしないで座っている。あるいは、うろうろ歩いている。時には何の原因もないのに乱暴する。ものぐさで汚い。一人ぼっちである。共同生活ができない。何の興味も示さない。このようなものがこの病気の末期症状なのだとされている。こうなってからは何の治療法もない。薬は効かない。口が酸っぱくなるほど励ましたり、引っぱり回したり、なだめたり、すかしたりして、やっと身のまわりの始末ができ、ごく簡単な作業に就かせられるくらいのところである。こういうことに対しては病人はどうも喜んでいないようである。いやいややっているようである。傍から見れば、何もしないでごろごろしているより、一応何かまとまった仕事をしている方が、ずっと健康的に見えるものである。重い身体障害者は何もできないことに悩んでいる。重い精神障害者は何もできないことに安住しているように見える。

この状態は薬ではよくならない。元気を出させるような薬を使うと、活動を始めるのはいいが、身仕舞や仕事をするのではなく、他人《ひと》の迷惑になるようなことをするので、かえって困ってしまい、何もしない方がまだいいということになる。

このような病人は、もう処置なしとして、病院に収容して、ほうっておかれることが多い。せいぜい、ごく手近な身のまわりの始末を、なだめたり、すかしたりして、かまってやるくらいのものであるが、それでも、こんな方法に生活療法、デイリー・ガイダンスという名をつけて治療をしているような気になる。それゆえ、こういう病人のたくさん集まっている病棟へ行くと、がっかりしてしまい、手をこまねいて絶望してしまう。

ところが、こんな患者でも、二十年三十年とたつうちに、ひとりでによくなるものがある。これは不思議なことである。重い身体の病気にかかって臨終のまぎわに、ほんの短時間よくなることもある。だから重い古い分裂病も、もう駄目だとあきらめるにも及ばない。と言って、治すのには積極的にどうすればいいのかということもわからない。

一つの試み——行動分析療法

精神分裂〔統合失調症〕の病人はわけもなく乱暴したり、無意味な行動をするもので、これは病気から直接出る症状なのだと考えられるが、よく見れば、わけもなくではないし、無意味でもないことが多いので、そのわけや意味を見つけて対処すれば、うまく治療できるものである。気が狂えば突然まったく無関係の人に暴力を加えるということはどうもなさそうである。無意味な乱暴が一番見られやすい狂気は、急性アルコール中毒という一番正気に近い、誰でもなれる狂気のときである。

何もせずに病院の一室に一日中座っている無為閉居という「重い症状」の病人が突然窓ガラスを壊すように見えることがある。これは病気から出た理由のない衝動行動であると見なされ、強く鎮静させるため薬をたくさん用いて眠らせるか、ぼけさせるか、保護室という一人用監禁室に猛獣のように入れるか、がその結末である。昔の本を見ると、環境が変わるとよくなるから別の病棟へ移しただけでこのような衝動行為はなくなることがあるとしてあるが、どうして環境を少しぐらい変えただけでよくなるのであろうか。この場合、患者に尋ねても、なかなか理由を語ってくれないので、環境を洗ってみなければならない。すると何でもないことで、意地の悪い看護婦〔師〕が自覚なしについ荒い言葉を投げていたせいであった、などということがわかる。荒い言葉を投げられても患者はすぐ怒ることはない。しかし、それを鈍感、ぼけのせいにしてはいけない。病人はぼやっとしているようで案外敏感なので、その言葉を心の中に貯えておいて、それが積もり積もってくると、いきなり爆発してガラスを壊すのであり、これが理由のない衝動行為に見える。

ある女性の病人は髪が不潔なので長いあいだ坊主にされていた。やはり重い状態で、一日中座ったまま片方の手で片側の頭髪を抜くのが仕事で、頭の片側の毛がみんな抜かれて禿《はげ》になっていた。一日中こんな単調な行動をくりかえし、自分自身に傷をつけるのだから常同的自傷行為という術語の症状とされた。この病人に半年もつき合っていると――つき合うと言っても、会話もしてくれないので、毎日一時間ぐらい、こちらも病人の傍に座っているだけなのだが――やっと一言《ひとこと》の言葉が洩れた。「手がひまなのです」。すなわち、この病人が短い頭髪を抜くのは、健康な男性が会議の席で退屈して髭《ひげ》や鼻毛を抜くのと同じことである。こういう場合、長い毛は抜かないものなので、この病人の髪の毛を長く延ばすことにすると、もうこういう妙な行動はなくなり、少し仕事をするようになった。髪の毛が汚いからよく洗ってやればいいのだが、それは面倒だから髪を刈ってしまえば手が省けていいという病院側のものぐさがいけなかったのである。

また監禁的な病棟の病人は、廊下や部屋の中を無意味に往復運動しており、これは頭の病気で心が原始的になって動物園の熊の程度に退化したのだと言われるが、熊も病人も自由に外へ出られるようにしてやると、もうこんな無意味な往復運動はしない。この無意味な往復は閉じられた空間で体の健康を保つため、運動不足を解消する唯一可能な、有意義な方法であると解すべきである。

私は病院でいちばん厄介な嫌われ者の病人を何とかしてみようと試みた。それはもともと物もらいの七十歳の老婆で、入院後十年近くになるのに院内の誰とも馴れ親しまず、近寄ると怒鳴って人を寄せつけず、終日何もせずに室内の片隅に座ったままで、毎日二時間も洗面所の水道の栓を出しっ放しにして、いたずらしており、自ら話すこともなく、他人の話しかけにもほとんど応じない上に、困ったことには、いくらしつけをしても大小便を廊下に垂れ流しにするので、看護婦〔師〕がいちいち掃除をしなければならないのである。蓬髪で垢だらけで、入院もしたがらない。体の診察も血圧測定もさせない。おそらく若い頃発病した精神分病で物もらいに落ちぶれたものであろう。警察の記録には三十年間物もらいであって、浮浪者として収容され、頭がおかしいようだから病院へ回したとしてある。

この患者は、近寄ると怒鳴られるので、遠くの方から半年間も毎日二〜三時間眺めていると、いろいろなことがわかった。紙をふところに溜め込む収集癖があるので、これも病気の症状として看護婦〔師〕が毎日取り上げていたが、取り上げずにほうっておいて眺めていると、戸の開閉や水道の栓をひねるときに、直接手を触れず、紙で触れるのである。廊下で垂れ流すのは、前に便所を使った人が汚物を流して行かなかったので便所に入れず、困って、うろうろしているうちに出てしまうのである。長時間水いたずらをするのは二時間も手を洗っているのである。人が近寄ると怒鳴って寄せつけないのは触れられるのがいやだからである。すなわち、この物もらいの古い分裂病の病人には不潔恐怖という気の利いた症状があったのである。ただ普通の不潔恐怖の人――これはノイローゼに入れられる――のように、それに悩んで何とかしようとか、他人《ひと》に打ち明けようということができない。そのため、入院して十年間も気がつかれなかったし、詳しい観察を始めてから半年もかかってやっとつかめたということになった。

それで、この病人のために特別な病室に専用の便器をそなえつけてみると、垂れ流しという症状は消えてしまった。誰も近く寄って触らないようにし、仕事も一人離してさせると、機嫌よく仕事をするようになった。血圧を測るのに空気袋を腕に直接巻かずに、トイレット・ペーパーを腕に巻いて、その上から巻くと、おとなしく測らせるようになった。孤独で積極的に人と交わらず、ほうっておけば何もしないという分裂病の根本的な症状は依然としてあるが、病院の中で一番困る劣等生の病人が、優等生とまではいかなくてもそれに近いところまで成績を上げることができた。

こういう芸当はいくら薬を使ってもできず、どんな絶望的な病人でも分裂病なら何とかなるという望みと根気が必要である。隠れた症状を、口を利かないから捉えにくい行動の分析から見つけ出して、それに対処して一人一人の病人に合った世界を作ってやる――この老婆なら専用便器を作り、体に手を触れないようにする――ということで安住の地を与えるのである。欲を出して不潔恐怖まで根本的に治してやろうなどとするといけない。

動物の狂気

動物にも脳の病気と神経症と変わり者はあるが、躁鬱病と精神分裂病〔統合失調症〕があるかどうかはわからない。普通はないと思われているが、あってもわからないのかもしれない。ある獣医に牛や馬が癌や脳出血で死ぬかどうか尋ねてみると、彼はそういうものを見たことがないと言った。それでは牛や馬は癌にならないのか、卒中は起こさないのかと思ったところ、そうなる前に人間が食べてしまうのだとのことであった。まるで落語の落ちである。

何百匹という白鼠か犬か猫と一緒に暮らしてみれば、そういう精神病にぶつかるかもしれないが、おそらく見分けられまい。猿山へでも行けば見分けられようか。そういう動物がいれば、落伍して死んでしまうか、変わり者の動物としか映《うつ》るまい。この点、金魚が最も見分けやすい。一匹一匹色模様がちがうからである。金魚のなかにも行動様式のちがうのがいるが、たまに孤独なのがいて、いつも一匹で、群れに加わらないでいる。これは金魚の分裂病かもしれない。しかし金魚社会では結構うまく暮らせる。いつも池の底の方にじっとしていて、表面に出てきたり岸に寄ってきたりしないから、猫に取られることもなく、いちばん長生きしている。

現在では、心理学では行動を見ることに重点をおき、これがいっそう客観的で科学的であると言うが、人間の心理を行動だけで観察するのは、少なくとも精神病の診断だけについては、まだまだ物足りなくて、どうしても患者と話をして、話の内容から主観的な心の中の模様を知らせてもらわなければならない。行動だけで精神病が診断できるとよいのであるが、なかなかそこまで行き着けない。始終、病人とつき合っていると、行動だけでわかるような気になるが、その経験で新しい病人にぶつかると、ほとんど病気の見当がつかない。初めての精神病院へ行って、記録を見ずに、いきなり病人に接すると、知的障害と精神分裂病〔統合失調症〕と脳病性精神病の区別がほとんどできない。全部精神分裂病に見えてしまう。どうせ精神分裂病が七〜八割だから、七〜八割は診断が当たることになるが、二〜三割はまちがうのであって、この二〜三割をまちがえては困るのである。

とにかく行動だけで見るのは頼りないもので、行動以外の背景の知識がないと、診断は当たらない。ところが一目《ひとめ》診断と言って精神分裂病は一目で診断ができることがある。それは、あの無が見えるからである。正常者が仮病を使って、幻覚の声が聞こえると言って医者を騙《だま》すことがあるが、この無はどうしても真似《まね》ができない。しかし微妙なものであるから見誤ることがよくある。

自分の入れる病院を

精神的に病気の人間は常人より無価値なもの、下等なものという偏見は広く行きわたっている考えで、精神病の人間を相手にする人は知らず知らず何かの優越感を持っている。世の中の人はさらにそうで、あの人は気がちがっている、バカであると言えば、自分よりずっと下等な人間と思ってしまう。

こういう態度が病人を怒らせて、乱暴とか反抗とか、社会的に有害な行動のもとにさせることが多い。

精神病の病人は、入院させられても、どうも他の病気の病人より待遇が悪い。戦前など、医者の回診のときに、病人は看護者の命令で、座っておじぎなどさせられたこともあったくらいである。現在ではそういうことはなく、院長が、「おはようございます」「こんにちは」と挨拶して回るところも多い。これは大進歩である。しかし病室は、他の病気の場合とちがい、収容所なみのところが多い。同じ入院料を払っていながら待遇が悪い。そのうえ人手がないために患者と一人一人ゆっくりつき合う暇がない。ほとんど全部の患者は保険か公費なので、この制度は結構であるものの、病状と治療の内容を一人一人詳しく病院の記録と公の書類に書き込み、費用を一円の単位まで計算して申請しなければならないし、それをまた、誤りやごまかしがないかと目を皿のようにして審査する係がいる。

物質的治療、薬や手術は金になるが、精神的治療は一日二時間かかりきりになったところで数百円で、床屋さんの何分の一という金である。病人は多く職員は少なく、その職員は書類書きに明け暮れて、病人とつき合う暇はいくらもない。これは病人にとって気の毒なことである。結局、近代的病院という体《てい》のいい社会の座敷牢に入れて、ほうってあるようなものである。

理想的な病院というのは、大きな、何百人何千人も入れる、設備の整った、しかし人員が足りない、といった病院ではなく、たとえ設備はあまり整っていなくても、一人の医者が患者全体を把握していけるくらいの、つまり三、四十人入院でき、外来患者も気楽に通え、退院後も医者が患者の行動を見まもり、生活の忠告を与えられる、病人と医者との心の通った病院である。けれども今日のところ、こんな病院は経済的に成り立たないし、無理に作ってみようとしても、その筋で許可しない。今のところ、良い病院というのは、コンクリート造りで、火に燃えない、患者が逃げられないように厳重な、ということが第一条件である。

健康者が病気になった場合に入れるような病院を作りたいとは、健康者は思わない。健康者は誰も自分が病気になることはないと妄想しているので、何とも解決のしようがない。

九　症例研究

幼い無

T君は可愛い男の子で、裕福な家に生まれて、父はべたべたと溺愛し、母はよく世話をやくが、けろりとした、情愛が感じられないような人で、まるで父が母で、母が父のようであった。父の熱心さもあって、二歳で言葉もずいぶんしゃべれるようになり、そのうえ数字を書くことを覚えた。父は、この子は天才、大数学者になると期待した。一日中紙に数字を書いている。これはたいしたものだ。

ところがそのうち、この子は木偶《でく》のようになってきた。抱いても縋《すが》りついてこない。まるで人形を抱いているようである。そっぽを向いている。そのうちに、せっかく覚えた数字が崩れてきた。ただ鉛筆で螺旋を続けて書いているだけである。それから言葉も崩れてきた。一日中室内をぐるぐる回って、わけのわからぬ独言《ひとりごと》を言っている。つかまえると、つかまえられたままである。放すと、うろうろ歩き回り、机の上でも戸棚の上でも上がってしまい、降りては上がり、降りては上がり、ただそれだけであるが、落ちて怪我をすることはない。うまいものである。他人《ひと》が来て抱くとただ抱かれている。別に人見知りもしない。まるで他人の存在など眼中にないようである。入院中、母が面会に来ても喜びもしない。帰るときにあとを追いもしない。この子は感情がないのだろうか。坊や、ママが行っちゃうよ、と言うと、ボクナクとそっぽを向いて一言いった。別に泣きもしない。この言葉が診察のため一ヵ月ばかり入院させている間にしゃべった、ただ一つの言葉であった。レコード・プレーヤーを自分で回して、いつも同じ歌のレコードを選び出してかけているが、扱い方が乱暴で針をバリバリッとレコード面を滑らせて初めに戻すので、見ているとはらはらする。食物は口に入れてやると食べる。とつぜん茶碗に噛みつき、口から血が出ても平気である。衣服は破いてしまい、裸になっても平気である。大小便もそのままましてしまい、時には大便を食べることもある。

その家では、この子のために付添婦を雇って面倒を見させた。もちろんそれまでに方々であらゆる手を尽くした。診断も、これは知的障害である、ノイローゼである、子どもの精神分裂病〔統合失調症〕である、幼児自閉症である、とさまざまである。しかし治療は何も効かない。薬を飲ませたり、遊ばせたり、友人をあてがったり——どれも駄目である。父母ももうあきらめた。十歳になるともう動くこともなくなった。室内の隅の壁の方を向いてしゃがんで、ほうっておけば垂れ流しである。握り飯《めし》を持たせてやればかじる。引っ張ればこちらへ来る。何もしゃべらない。放せば突っ立っている。そしていつの間にかのろのろと室内の隅へ行ってしゃがむ。顔は木偶《でく》である。まなざしは死んでいる。しかし、ときどき眼がきらりと輝くことがある。傍《はた》から見ていると、無の中にさしこむ光線のようであるが、それは一瞬である。まだこの子の心は生きているのではないかとの感じを与えるので、とても見放すわけにはいかない。

このような幼児に起こる精神分裂病のような病気は何なのか、よくわからない。精神主義、身体主義の両方から解され、乳児時代からの親子関係の故障からも、あるいは特別な脳病からも解される場合がある。知的障害施設へ行くと、元来の知能発達の遅れではなく、知能がある程度発達してから崩れたもののように見えるものがある。そして無の中に沈んで取りつきようがない。

坊やの悩み

Y君は七歳の男の子で、学校での成績もよく、活発な少年であったが、夏休みの後、頭痛などを理由に登校をいやがり、母が連れて行かねば学校へ行かず、秋には、食物に毒が入っている、本に時限爆弾がしかけてあると言い、友人が来ると、悪者が変装して来たのであって、A君もB君もC君もみなその悪者の変装なのだと言い、誰かが来てさらってサーカスに売ってしまう、透明人間も来てどこかへ連れて行く、本当の母は死んでしまい、今いるこの母は本当の母そっくりのにせもので、本当の母らしく変装しているのだ、というような妄想を起こしてきた。

色の白い髪の赤い元気な少年で、人なつこい。おしゃべりで無邪気によく話をするが、前記の母の訴えるような妄想を述べる。精神分裂病らしい、人づき合いの悪い、自閉的なところはない。おしゃべりを聞いていると、いろいろ子どもらしい悩みを述べる。色白で毛が赤いので、友だちは、お前はアメリカ人だとからかう。夏休みに学校で劇があって、浦島太郎になり、同級生の女の子のよし子ちゃんが乙姫様になった。するとあとで隣の家の三年生の女の子が、男と女と仲が好いとか、股にちんこ入れたなどとからかう。こういう話をしているうちに興奮してきて、ぐずぐず言い出し、母を叩き、バカ、バカ、バカと怒鳴り、あまり興奮して嘔吐してしまう。軽い鎮静剤を与えながら通院させる。

ときどき興奮気味で、誰かに殺される、死にたくないと泣き出し、本に赤い色があると、これは毒が仕掛けてあるのだ、爆弾だと言う。母さんも殺されるかもしれない。母さんが殺されると僕も悲しいと本気で泣き出し、こわい、こわいと騒ぎ回るが、しばらくするとまたおしゃべりで愛想のいい状態に戻る。また色情的に無遠慮になり、若いねえちゃんを見るとちんちんがきーんとなると言って出して見せる。これは躁病的に見える。

このような状態が三ヵ月ぐらい続いたが、次第に落ちついてきて、妄想もなくなり、不安も、気分の変わりやすさもなくなり、もとの快活な少年に戻り、小学校卒業まで問題がなかった。中学二年生のときに級長になり、先生と同級生の間の板挟みになって困り、学校を休むようになったので、先生に交渉して級長を免除してもらうと、学校へ行くようになった。高校では問題はなく、一年の浪人生活を経て公立大学に入り、ずっと健康に生活している。

これは子どもの世界にある悩みから激しい恐怖を生じ、平生持っている経験を基にした空想が現実のようになって恐れの内容となり、妄想となったものである。このような形の妄想は、もし激しい不安や悩みなしに起こってくれば精神分裂病であろう。母親が本物でなく、にせもので、本当のように変装しているよく似たにせものであるとか、一人の悪者が次々と別の人間に変装してくるというのは、フランスで有名なカプグラ〔近親者などが瓜二つの偽物と入れ替わったと確信する妄想を抱く精神疾患〕の症状とか、フレゴリ（イタリアの百面相の大家）の症状とか言われる。

この子の家庭を調べてみると、祖母と父と母と子の四人暮らしで、祖母はうるさい姑、父は酒飲みで、二人とも母をいじめるので、この子は母を気の毒だと思っているが、癇《かん》癪《しゃく》を起こして母に当たらざるを得ないときには、本当の母には悪くて当たれないので、にせものとして当たりやすくなるように、心の中でうまく仕組んでしまうのであり、またこの子は気が弱いうえに性的な内容のことで直接友人を非難できないので、あれは悪者が次から次へと友人に変装してくるので、けしからぬのは、その悪者だとして、それに当たるのである、というように解釈される。子どもが妄想を起こすことは稀なので、この子は将来、精神分裂になるかと思って十五年間診てきたが、ついにならずに良い青年になった。

学校へ行かぬ子

F君は山中の農村の小学校六年生であるが、このごろ学校へ行かなくなってしまい、朝になると頭が痛い、腹が痛いと言って起きてこない。夕方になると元気になり、明日は必ず学校へ行くと言って用意するが、朝になれば駄目である。同級生や先生が迎えに行っても出てこない。無理に居室に入ろうとすると小刀を振り回して抵抗する。しかし精神分裂病〔統合失調症〕のものぐさのようなところはなく、会ってみれば活発な良い子である。父を失い、祖父と母と姉との四人暮らしであるが、山中の部落の中位の生活をしていて一応不自由はない。

何回か会っているうちに私と一緒に学校へ行ってみてもよいということになり、この子のお伴をして一日中学校で暮らしてみた。山の中腹の景色のいい小さな小学校で、一学年一組であり、同級生も都会の子ぐらい品があり、先生も特に問題はなく、この子も組の中で何でもないような顔をして授業を受けたり、遊んだりしている。私も一日中学校で暮らしてみて、どこに問題があるのかわからなかったが、気がついてみると休み時間に、昼休みにさえ広々とした景色のいいグラウンドで一人も遊んでいる子がいない。校長先生に会ってその理由を尋ねてみると、給食当番、兎や鶏の当番、宿題をやってこなかった子のドリルの勉強などで遊ぶ暇はないのだとのことで、こんな田舎の小学校で都会なみにつめこむのかと尋ねたところ、今はそうなっていて、上級学校の入学試験準備をこの年からもう始めなければいい学校へは入れないのだとのことで、びっくりしてしまった。しかし私の受け持ち患者である子は、私の見たところでは、学校で元気にやっているし、明日からちゃんと登校すると言うので、安心して帰ったが、翌日はもう学校へ行かない。とうとう卒業まで登校しなかった。

家でほうっておけば独《ひと》りで本など読んでいる。この窒息しそうな学校へは行く気になれないのであろう。小学校の卒業証書は私が校長先生に掛け合ってもらってきた。中学へ行く段になると、とうとう三年間に一日しか行かなかった。この卒業証書も私が校長先生にねだって手に入れて、この子に渡し、もう学校へ行かなくていいと申し渡した。その後、みずから職を探し、土建会社につとめることになり、中古のオートバイなど買って元気に飛び回っている。学校の方は小学五年までしか行っていないが、家で本など読んでいたので、世間には結構通用する。

Yさんは高校一年生だが、一流の私立高校に入ると、しばらくして登校しなくなってしまった。家ではテレビばかり見ているので、父がスイッチを切って、自室へ行って勉強せよと言うと、ぷりぷり怒る。中学生の弟とチャンネル争いをし、取っ組み合いまでする。いつでも膨《ふく》れ面《つら》をしている。ときどき学校へ行かず盛り場を歩いたり、歌手が来ると、朝から行列を作って聴きに行く。不良になってしまったのだろうか。

会ってみると、よく成長した活発な娘で、少し子どもっぽく、精神分裂病〔統合失調症〕の無の影はさしていない。それで、いろいろ話を聞いてみる。彼女は同年輩のある男性の歌手のファンで、その歌手の出るテレビを見ないと気がすまない。ところが人気歌手なので方々のチャンネルに出てくるので見るのに忙しい。また劇場で公開公演もよくある。これも見に行かないと気がすまない。ところが父も母もくだらないと言ってけなし、勉強をせよと追い払う。弟はチャンネルを奪ってしまう。むしゃくしゃして勉強もする気がせず、学校もいやになる。父はそのうえ盆栽いじりばかりしていて、休みにはどこにも連れて行ってくれない。

以上のようなことを不満気に話してくれた。それで処方箋には、この子専用のカラー・テレビ一台を自室に備えてやること、休みには親子そろって登山、スキーに行くことと記した。親は不満気で信用しなかったが、欺されたと思ってこの通りにしなさい、学校へ行く話は一切無用と言っておいた。三ヵ月もすると学校へ行くようになったとのことである。

C君は高校一年生で、幼いときに父を失い、母が働いているが家は貧しい。三歳上の姉との三人暮らしで、姉も働いている。小学校時代から体が弱く、成績は良かったが、頭が痛いとか腹が痛いとか言ってよく休むことがあり、学校でいじめられたり叱られたりすると口実を設けてよく休んだ。中学二年生の頃からよけい休むようになり、家でぶらぶらしており、朝寝をし、三年のときには年に五十日も休んだ。このような状態のため、高校はだいぶ離れたところにある三流校にしか入れなかった。母は、貧しかったが、この子を一人前にしようと、姉の方を中学でやめさせて勤めさせ、この子を高校にやるため努力した。C君は高校へ入ってもときどき休み、二学期からはまったく登校しなかった。夜は小説など読んでおり、二時頃まで起きている。朝は九時になっても起きないので起こすと、頭が痛いと言って布団《ふとん》をかぶっている。学校の先生が心配して訪ねてくると、布団をかぶって部屋の隅に引っこんで会おうとしない。

入院させて話し合ってみると、繊細な感情があり、ヘッセの『車輪の下』など、自分の身の上に似た小説も愛読している。他の子どもたちとも入院中野球などをやって朗らかである。しかし話し合いのときには絶望的で、学校に通うのに母からバス代をもらうのが心苦しいから登校しないのだと、もっともらしいことを言うが、それでも母を安心させるために登校しようとは言わない。就職する気もない。将来どうなるかということは考えても仕方がない。なるようになるだろうと捨鉢《すてばち》である。繊細な感情もあるので、いろいろ説いて何とかして登校させようとしても、どうしても駄目で、不登校の理由もどうもはっきりしない。

そのうち次第にぼんやりしてきて、生気がなくなり、目がうつろになって顔にしまりがなくなり、昼間でも床に入っていることが多く、本も読まなくなり、鈍くなってしまった。

この無の襲来は何を原因とするか、意味づけにむずかしい。近頃は動機を考えることが流行しているし、医学関係以外の人が見れば、この少年がこのような状態に陥ったことの原因が求められるから、それを解決すればすぐよくなると思うであろう。しかし専門医の経験からすれば、これは容易ならぬ状態である。無の襲来は身体主義的に考えると、精神分裂病〔統合失調症〕という脳の病気らしい精神病が次第に始まってきたのであり、このように次第にものぐさになるのは、ことに病気の性質が悪く、なかなか治らず、ついには茫然とした痴呆のような鈍い人間になってしまうのである。

われわれの経験によると、学校へ行かなくなる子の半数ぐらいは、このようなたちの悪い病気による。しかし初めのうちはよくわからないので、何かの精神的動機があるものと考えて、環境の改善や本人の心の引き立てに努力する。前の例の坊やの悩みのようにうまく解決できるものは、精神病ではない。なかなか動機のわからないものが怪しい。この場合、動機がないのか、探し求めるのに充分の努力をしなかったのか、わからないし、また探し求めてゆけば人間は何かの悩みに必ず行きあたるものであるから、この悩みがこの不登校の原因であるかどうかは決定困難である。多くの少年はさまざまな困難に打ち勝ちながら、いやいや登校するものである。嫌いな勉強、むずかしい学科、こわい先生、いじめる友人、悪い家庭環境というようなものは、多くの少年にあっても、それでも何とか通学する。しかし少数の少年はそれにくじけてしまって通学できなくなり、破綻をきたす。こういうものと精神病との区別はむずかしい。少し古い精神医は、このような少年は初めから精神分裂病であることがわかると言うし、新しい精神医は、時代の流れにしたがって動機を求める気風が盛んなので、学校ノイローゼであると考える。このごろの受験教育に窒息して学校へ行かなくなる子がかなりあるようである。

夜尿症

　N子さんは小学校三年生である。良い子であったが、このごろ夜尿が始まった。内科、小児科、泌尿科で診てもらっても、どこにも病気はない。しかし幼稚園時代にもなかった夜尿が小学校三年生にもなって始まったとは只事ではあるまい。

こういう場合には娘の診察をしてもはじまらない。家庭を診察する必要がある。この娘の父は地方公務員であり、母はもと看護婦〔師〕であった。娘は一人っ子である。もう三年生にもなったし、家で遊んでいるのももったいないので、母はまた勤めを始めることになった。夜勤を免除してもらっても、帰宅は六時になる。娘はもっと早く帰宅するが遊び相手はいない。母は隣のおばさんにおやつを頼んであるが、おやつの後は一人でぽつねんとして母の帰宅を待つしかない。父もそれに気づいて、日曜などに娘サービスにドライブに誘うが、途中まで行くと、娘は車に酔ったとか頭が痛いと言い出すので、父も帰宅してしまう。そのうちに夜尿症が始まったのである。母は病院を引っぱり回したり、叱ったり、とにかく娘にかまわざるを得ない。娘は母に尻を叩かれ叱られても、かまってもらいたいのである。ほうっておかれるのがいやなのである。父はドライブに連れ出しても、本当は娘を喜ばせるのではなく、自分でドライブを楽しむために娘を出汁《だし》に使っているに過ぎない。

この治療には母の仕事をやめさせるしかない。しかし母が仕事をやめれば、新しいテレビや冷蔵庫、電子レンジが買えない。けれど娘の病気を治すためには、そのくらいのことはしばらく我慢すべきであろう。この母は忠告を受け入れて仕事をやめ、娘の帰宅時には家にいるようにした。すると夜尿症も治った。

無の影

S子さんは高校を卒業して大会社のこの地方の支店に入った。父は教育者で、母は賢夫人であり、四人の子どもたちは皆優秀で、母は鼻が高かった。半年ばかりすると、S子さんは会社の同僚が自分を悪く言うと言いだした。自分はこの地方の一流の高校を出ているのに、他の女子職員たちは三流の高校しか出ていないので、妬《ねた》んでいるのだと母に言った。母は会社の支店長に会って、他の職員が自分の娘を妬んでいじめるので、よろしく取り締まってもらいたいと申し出た。

支店長が調べると、そういうことはないし、S子さんの方がちょっと様子がおかしい。

どこがどうおかしいというのではないが、何となく他の職員と態度、風采がちがう。強いて言えば気が利かない点がある。世間知らずと言ってしまえばそれまでであるが、今どきの娘にしては、ことに一流高校の出身者としては、どうもしっくりしないという感じがする。それで娘の母に、お宅のお嬢さんはちょっと頭がおかしいのではないかと思うから、専門医の診察を受けてみてはどうかと忠告した。この忠告は父母を怒らせた。自分の娘が頭がおかしいとは何事であるか、それは人権無視である、さっそく専門医の何でもないという診断書をもらってくる、と息巻いて病院へ来て、健康であるという証明書を書いてほしいと申し出た。

病気という診断書は書きやすいが、健康であるという証明書はむずかしい。ことにそれを楯《たて》に取って人権無視、名誉毀損の訴えをするというようなことになると、うかつには書けない。娘に会ってみると、印象が何となく変である。無の影がほのかにさしている。と言って、それをよく見ようとするとわからなくなってしまい、何を根拠に病気らしいとしてよいのか迷ってしまう。野暮だというのか、身だしなみがそぐわないというのか、娘の母に言わせると、娘はまじめで世なれないから、おしゃれ、お化粧の仕方も知らないのだと言う。しかし、本当にそれだけとは思えない。何だかちぐはぐな感じがする。これだけで精神病と診断することはためらうが、精神分裂病になるといけないから、しばらく入院してよく調べてみないかと母親に申し出てみた。すると彼女は、かんかんに怒り、医者は会社とぐるになって娘を病人に仕立てるのだ。そのような医者は人権蹂躙《じゅうりん》で訴えてやると息巻いた。私は、精神分裂病という病気は何も恥じるような病気ではないし、この病院で入院している人はたくさんいるし、治って社会に戻れる人も多いのだし、手遅れになると治りにくくなるし、何も今はっきりそういう病気と断定しているわけでもないから、そんなに重大に考える必要もあるまい、と懇々と説明したのであるが、母親はいきりたって言うことを聞かず、お前も訴えてやると捨て台詞《ぜりふ》で帰って行き、娘に会社をやめさせ、人権擁護委員会へ訴えた。

私は、もしかしたら私の診断がまちがっていたかもしれないし――私は神経症と診断した場合三〇パーセントぐらい誤診し、精神分裂病と診断した場合、誤診すると言っていいかどうかわからないが、あとの経過を見て診断を訂正するのは五パーセントぐらいある――別に興味もなかったので、人権擁護委員の質問を受けたときには、私は、そういう病気を疑ってよく調べたいと医者の良心にしたがったまでであり、人権問題にからむかどうかわからないが、問題となるなら適当に御処分ください、とだけ言っておいた。

その後三年ばかり、この問題を私は忘れていた。ところが、その娘は急に興奮して手がつけられず、郊外の精神病院に入れられたと告げられた。田舎は狭いので、ちょっと町まで出ても五、六人の知った人に挨拶しなければならないくらいであるし、町のスーパーマーケットで菓子を買って映画館に入ったという私の行動が翌日は私の耳に返ってくるほどである。それゆえ人の病気などというものはすぐ伝わっていくのであろう。それから半年くらいして、その一家は家を売って、長女の嫁《とつ》いでいる遠方の大都会へ移ったとのことであった。

このような例はまれであるが、精神病をこんなに重大事件として考える人が今日もあるとは意外である。この家の人たちは非常に誇りが高かったので、精神病はこの誇りを甚だしく傷つけるものと思い込み、いかに説いても納得させられなかった。偏見はなかなか取り去れないものである。

娘の悩み

I子さんは裕福な農家の末娘で両親に可愛がられて育った。小学校の下級生のときに男の友だちに二、三回性的な遊びをされた。そのときは何も知らなかったので心配しなかったが、中学に行くようになって、子どもがどうして生まれるかということを知って、昔の出来事を思い出して悩んだ。高校一年のときに、その男の子の弟が陰部がかゆいと言っているうちに片足が不自由になってしまったとのことで、それは梅毒のためと思い、自分にも伝染しているのではないかと心配するようになった。

すると人が自分の傍へくると鼻をつまんだり、くんくん鳴らしたりするようになったので、自分は体が臭いのだと思い、梅毒で腋臭《わきが》になったと思って人前に出られなくなった。

小学校の六年の頃A君という男の同級生と仲がよく、その家へ遊びに行ったとき、A君の父に「いまにAの嫁になってくれるようになればいいなあ」と冗談のように言われて夢中になったこともあった。その後もA君のことを日記に書いたりしたが、A君はそのうち他の組の女の子にレターを渡したと人から聞き、自分の病気のために捨てられたと思った。中学二年生のとき、あまり心配なので兄に打ち明けようと思って手紙に書いて兄の部屋に置いておいたところ、ちょうどそのとき選挙運動で兄の部屋が警察に捜索されたので、自分のことが警察に知れてしまったのではないかと心配した。

高校を出てからも、畑で仕事をしていると、隣の嫁が「おらの家のとうさんの方をちょいちょい見る」と言っているように思えた。自分は幼時にまちがいをし、病気がうつり、誰も自分の相手にならないので、売春婦のように、誰の亭主にでも手を出そうとしているのだと言うのだと思った。友達に道で会っても、ろくに挨拶してくれないようになった。このような生活に絶望して死のうと思い、薬屋へ睡眠薬を買いに行ったが少ししか売ってくれない。村の人はみなこのことを知っていて、村から追い出し、東京の売春宿へ売ってしまうのではないかと恐れているところへ、ジープがやって来た。あれは自分を連れていくのだと、あわてて山の中へ逃げ込んで、一日一晩山の中を歩き回り、へとへとになっているところを発見され、病院へ連れてこられた。

この娘は告白をして、鎮静剤を二、三日服用しただけで落ち着いてしまった。気の小さいおとなしい娘で、別に重い妄想性の病気の初期であるということもなかったので、気の小さい娘が悩みのため妄想を起こしたものと考えて帰宅させ、その後三年間無事に暮らした。

ところが、急にまたおかしくなり、病院に行こうとしないから見にきてくれぬかとのことである。行ってみると、娘は奥の暗い部屋に座って、目を据えて独言《ひとりごと》を言っている。話し合ってみると、パンパンという声が聞こえてきたり、A君の声で来い来いと言ってくるのが聞こえてくるので、それに返事をしているのだと言う。これは典型的な精神分裂病〔統合失調症〕の症状なので、入院させ、しばらく治療すると落ち着いて声も聞こえなくなり、退院させた。しかし、また数ヵ月すると声が聞こえてくるようになり、仕事もしなくなったので、また入院させた。

こういうことを数回反復しているうちに、声は聞こえなくなったが、ぼんやりした、うつろな顔になり、何もせずに一日中ぽつねんとしているようになってしまい、この状態は改善されずに、もう何年も続いている。

このような場合には、初め動機があって起こったように見えるが、あとでは精神分裂病とするしか仕方がなくなる。もともと精神分裂になりやすいたちであったので、昔の過失をくよくよと思いわずらっているうちに、はっきりした精神分裂病になったのか、動機があって起こる神経症が次第に精神分裂病に移って行くのか、神経症の人に、それと関係なく精神分裂病が起こってきたのか、いずれとも決定できない。いずれにしても、解決できない悩みに悩んで、ついに悩みも何もない無の状態に行きついてしまったのだとみてもよいが、これは当人にとって救いなのであろうか。家人や社会にとっては困る存在ではある。当人はもう無に帰して、仏様のような顔をして、終日ぽつねんとしている。

我思う、故に、我あり

二十歳の新婚の農家の嫁、このごろ次第に元気がなくなり、仕事をする気力もなく、困った、困った、どうもピンとこないと言い出した。「私には声がなくなってしまいました。何を話していいかわからず、ただ空気の中にいるだけです。人の言っていることが何も理解できません。結婚する前には、ともかく自分のような者は結婚すればよいと思いました。愛情が欲しかったのです。しかし急に結婚がまとまり、夫のそばにいるようになると、夫は木の棒のように見えて、自分は姿だけがただ横にいるだけしか感じないのです。どこにいても、ただ雰囲気の中で、だまって、ときどき話を合わせる自分だけなのです。私は姿だけで、白痴で、バカで、何も考えられません。私には声がなく、動作がなく、表情がなく、ただ人の顔と動いている体だけなのです。話をしていると自分の声が消えてしまってまったくのからっぽになり、自分がなくなって、相手は絵のように浮いてしまいます。頭がからっぽで、考えようとしても空気と同じで、すべてが絵のようで、平板で奥行きがないのです。何も思い出せません。生きているのかどうかもわかりません。外のものを見てもピンとこず、実際、物があるのかどうかわかりません。食事のときもただ棒で穴の中に物を入れるというだけで、箸で口へ食物を入れるといううるおいがありません。すべてが直線的で感情がありません。何も考えないから明日も昨日もありません。人間は考えるから生きているのですのに」。

これは離人とか現実感喪失と言われる有名な症状である。農家の若い嫁が、デカルトと同じように、人間は考えるから生きているのだ、我思う《コギト》、故に我あり《エルゴスム》、ということをひしひしと実感するのである。実感のないことを実感するのである。

話し合っているうちに次のことがわかった。この夫婦は夫を失った姑の隣の部屋にいて、姑は不眠症で夜中の二時頃まで燈《あかり》をつけて本を読んでいるが、欄間《らんま》からその燈がさしてくるような部屋なのである。夫は別に遠慮もないのだが、嫁ははらはらして感情も行動も抑えているより仕方がない。そのうち何の感覚もなくなり、感情もなくなり、それに悩むようになってしまった。この農家は大きな家で、離れ座敷もあるのに、姑の部屋の隣にいるのは、姑が意地悪なのであろうと思ったところ、そうではなくて、夫が居室はこの部屋にすると言い出したのだそうである。夫は一人息子で甘やかされて育ち、早く父を失い、母の手一つで育てられ、何となく母の傍《そば》を離れられなかったらしい。それで嫁が病気になってしまった。

そこで離れの方に住むように指導すると、たちまち嫁の現実感喪失は治ってしまった。一種のノイローゼである。

強情な失恋

M子さんは二歳のとき父を亡くして、母と兄に育てられたが、経済的にも豊かな農家で、店も開いていた。母も可愛がってくれた。高校の成績もよく、活発で、気位が高く、理想家肌で、潔癖で、また臆病で、傷つきやすかった。高校を卒業して、東京の一流会社のこの地方の支店に勤務し、元気に飛びまわっていた。

彼女が二十歳のとき、東京の本社から若い男性が転任してきた。仕事の方には案外へまが多いのだが、そんな俗事には知らん顔をして、フランス文学でも読んでいるといったような素敵な青年であった。彼女はそれに魅せられて近づこうと思ったが、臆病で、またプライドがあって、自分から話しかけることは心が許さず、あえて近づけなかった。それで毎日悶々としていた。ある日仕事の上で彼に書類を渡したときに、何だ、こんなまちがいをして、君なんかだめだよ、と言われた。彼女は非常に悲しく、また非常にぐっときて、頭と体に思わず力が入り、歯をきつく嚙みしめた。そのとたん自分の頭の中の自我の中心がばらばらに壊れ、歯の腰が消え、歯の根と自我の中心を結んでいた糸がぷつんと切れてしまったと感じた。あっ、これでおしまいだと思って、舌の先で歯に触れると、歯の腰を感じない。それで無益と知りつつ、いつも、もぐもぐと舌の先で歯の根に触れてみる試みが止められなくなった。このことは客観的にも下顎《したあご》の絶えざる運動として認められた。自我の中心が壊れたので、人間の充実感がなくなり、外界の現実性もわからなくなり、感情の深みもなくなり、ただ剃刀《かみそり》のような理性だけになってしまった。物の深みはなくなり、体は立体から平面だけになり、体の運動の節度がなくなり、背骨が感じられなくなり、自分がするという感じがなくなり、彼女はあの青年のためにこうなったと怨み、あの人が好きだという気持ちよりも、怨みの方が強くなった。自分の存在の感じが弱くなり、生命の力が失せたようであった。前にはその青年に近づくと体の中が暖まるのを覚えたが、今はその青年にまなざしを向けることさえはばかられた。

このような状態で私の治療を受けながら、勤務は怠らなかった。私はあえてその青年に近づいてみないかと忠告したが、あの人のためにこうなったのだと怨むだけであった。その後二、三年の間、少しは好意を持てる青年にも出会ったのであったが、前の人への未練を断ち切れぬまま、やはり、あの人のためにこうなったとの攻撃を続けるばかりで、新しい道が開けなかった。ところがあの青年は同じ会社に勤めている彼女の従妹と結婚して転勤して去ってしまった。私の治療も効かないので別の医者を廻《めぐ》って歩いたが、どこでもよくならなかった。

五年の後、街で占い師に会った。彼は彼女の病気を当てた。そして必ず治してやると断言した。この病気は家に悪い霊がついているためだと言い、祈りによってこの霊を祓《はら》えば治るのだと言った。彼女はこういう迷信にしたがう以外に救われる道はなさそうであった。そして二年間に、祈りの費用として貯金から二十万円も貢いだ。ところが妻のあるこの占い師は彼女を好きになってしまい、妻を離縁して彼女と結婚するのだと彼女の家に乗り込んできた。彼女の兄と母は驚いて、彼女を遠いところの精神病院に監禁してしまい、二人の仲を裂いた。この占い師は本気であったらしく、落胆して自殺してしまった。

彼女はこのとき以来、占い師の霊に呪われていると信じ、感じの悪い人と道で出会うと、その人の悪い霊が彼女の中に入ってきて、彼女の善い霊と交換され、彼女の霊は次第に失われていくと感じるようになり、人に出会うと、目を外らしたり、手で目を覆ったりせねばならなくなった。

このような状態でも相変わらず会社でだいたい普通に働いており、私のところへはときどき来たが、精神分裂病〔統合失調症〕と断言できる様子はなかった。しかし、この病気を疑って、ときどき入院させ治療したが、まったく無効であった。

病気の初めから十年を経て、彼女はもうとても勤務できない状態で病院へ連れてこられた。彼女はまったく口を利かず、ただ突っ立ったままで、あの歯の腰を触れる下顎の運動のみが残っていて、口をもぐもぐさせている。表情もなく、以前の清純さはなくなり、うす汚く、呆けた精神分裂症と言ってさしつかえない。驚いたことには妊娠十ヵ月ぐらいの腹をしている。これはこれはと思ったが、どうも様子がおかしいので導尿すると八〇〇〇ccの尿が出た。普通三〇〇ccぐらいで尿意を催すものである。よく膀胱がはちきれなかったものである（あとで尋ねると、霊の声で排尿を禁止されて我慢していたのだとのことであった）。

さっそく入院させて、薬を用いつつつき合っているうちに、次第に元気になって、顔と目つきに輝きが出てきた。そして、あの占い師の呪いの声が聞こえ、自分の行動を操っていると言う。現実感の喪失はさらに強まって、周囲のものはまったくにせものであると言う。この町も、この病院も、医者たちも、前とそっくりに作ってあるが、にせもので、ここへ来るときの汽車のトンネルまでにせものであった。どこか遠いところへ同じものを作ったのだと言う。

　この精神分裂病的などん底の状態から不思議にも彼女はすみやかに立ち直ることができた。あの十年の悪夢は去ってしまった。薬が効いたのか、最底の状態に達して初めて立ち直ったのかは、何とも言えない。そして十年前の元気な状態に達して、元の会社に勤め、ときどき病院へ遊びにくる。彼女の青春は台なしになってしまったが、無の深淵に陥らずにすんだのは幸いであった。一度無に陥ってまたよみがえってきたのである。あのうす汚さは消えて美しくなった。

　しかし、ずっと薬は続けて十年過ぎ、会社も勤続二十五年になった。あの現実感の喪失はなくなったのではないが、もうどうでもよいのだということで、一種のあきらめの境地に達したらしい。ところが二十年も薬を飲んだので、やめてみることにした。すると彼女はとても調子がよいと言う。声は張り切って高らかに響く。生まれて初めてこんなにいい気持ちになったと言う。あの長かった病気も初めて完全に治ったと、この世の天国を謳歌しはじめた。これは彼女にとっては幸いである。

しかし会社では、大声で、おしゃべりで、おせっかいで、うるさくて困るから、何とかしてもらいたいと言う。これは躁病の天国の状態である。彼女は生まれて初めてこのように楽しく、二十年の苦しみの後に苦しみが消えたのだから、しばらくこの天国を楽しませてもらいたいと頼んだが、周囲の者はついにやりきれなくなって、また元の薬を使い出すと、天国とも地獄ともつかない、平々凡々たるだいたい健康な状態に戻った。彼女は、惜しいことをした、本当によくなったのに、まだ症状は消えはしないが、あきらめの状態で我慢していかねばならない、と言う。周囲の人は普通の彼女に戻れたと言う。

このケースは神経症とも精神分裂病とも躁鬱病ともつかない、単一精神病的な見方が当てはまるものであろう。われわれはときどきこういう経験をするので、どんな病人でもあきらめることなく努力することができるが、縁のない病人はわれわれを見捨てるので、どうにもならない。

よみがえる春

二十三歳の男性の大学生、父を早く失い、末っ子で母に甘やかされて育てられ、気の弱い、正直な性質であった。兄の世話で学校に通ったが、嫂《あによめ》と互いに好意を持ち、互いに接吻ぐらいはしたことがあったが、これは誰にも知られることはなく、それ以上発展することもなかった。大学生活は初めはうまくいっていたが、二年のとき試験に失敗した。すると同級生の者が、あんな奴は退学にすべきだと言っているように思われてきた。教授会でも自分のことを学校においておけないと相談していると思った。それで、自分のような者が学校にいると迷惑ではないかと教授たちのところを訪ねて回った。そんなバカなことはないと言われると、一刻は安心するが、また心配になってくる。そのうちに人々は自分の古傷を噂するようになった。嫂との事件をかげでこそこそ言って、自分は道徳的に駄目な人間であると言っていると思われる。自分の方を見て何か話したり、妙な目つきをしたりして、自分に当てつける。あのことを非難しているにちがいない。休暇で実家へ帰ると、さっそく家のまわりにその噂が伝わっていて、子どもなどが「やった、やった」と言うのは、自分が嫂と関係があるということを当てつけているのだ。二〇〇キロも遠いところまですぐその噂が伝わるのは、学校が自分を追い出すために放送しているのにちがいない。新聞に市役所の鈴木という人が汚職で逮捕されたと出ていたが、あれは自分のことを遠まわしに言っているので、お前もそのうち逮捕されるぞということなのだ。姓が鈴木としてあるのはわざと変名を使っているのだ。自分はいつも監視されている。下宿の飯がまずくて残したが、残すと下宿のおばさんに悪いので、紙に包んで懐に入れ、外に捨てた。すると二、三日してある先生が『伊勢物語』の話をして、「かれひほとびにけり」と言った。これは誰かが私が飯を捨てたことを知って、それが先生に通じて、先生は自分への当てつけにこんな話をしたのだ。こんな意地悪をして自分を退学させようとしているのだ。自分は不道徳な人間で、変態で、駄目な人間だから、学校から追い出すために、いろいろな画策が行われているのだ。

彼は何回も入院し、一応よくなっては再発し、しまいには母と一緒に下宿して世話してもらい、一応安心はしたが、時に声が聞こえてきて、窓から「黙れ、ばかやろう」と言い返すようにまでなった。試験を受けるときには私がついて行けば安心して受け、とにかく合格し、四年のところを六年がかりで卒業した。だが、とてもまともに勤められるような状態ではなかった。それでも妙なことに、ものぐさに陥らず、医者を頼り、その忠告にしたがった。そしてある工場の工員となって仕事に身を入れた。ところがある晩、帰り道で通りすがりの自転車の少年が「死ね」と言った。これに抵抗できなかった。それで川原に下り、持っていたナイフで心臓のあたりを五ヵ所突き、頸《くび》を切ったが、急所にあたらず、血まみれになってもがいているのを、タクシーの運転手に発見されて、病院に担ぎ込まれ、生命を取り留めた。

これを機会に彼は再生できた。前には無効であった薬が効き出した。そして高校の教師に就職することができ、良い娘と出会い、結婚した。その結婚式には私も招待され、テーブル・スピーチで、彼は私の患者であったと白状したが、何の問題も起こらなかった。今は三児の父である。

しかし年一回ぐらい電話がかかってくる。「先生、幻覚が聞こえてきます」。すぐ入院せよと言うと電車で一人でやって来る。一週間も入院していると、すっかりよくなって帰宅する。そしてかなり積極的で、学校の後輩の就職の世話をしたり、看護婦〔師〕の嫁入り先まで探してきて、自分で仲人までもする。このような精神分裂病はどうしてよくなったのかわからない。長年おつき合いをしているうちによくなってくれたとしか言えない。飽きずに相談にのっていると、いつかよくなってくれるものである。

気で病む男

N氏は一流の大学院を出た三十二歳の短大の先生であるが、不眠症になって相談にきた。一ヵ月ほど前、風邪《かぜ》をひいて微熱がとれず、そのうちに不眠症になって、平生は九時半に寝て五時に目がさめ、散歩、体操、洗眼（目の衛生のため）を朝食前までにするのだが、寝つきが悪く、夢が多く、夜中に二、三回目がさめるので朝起きられず、生活のパターンが狂ってしまったと言うのである。九時半から五時まで眠りつづけるのは理想的だが実行しにくいものだと説明しても、人間は八時間眠らねばいけない、それより少ないのは不眠症である、夜も夢も見ずに朝まで眠り通すべきで、床に入ればすぐに眠りに入るのが正常であると思い込み、これに当てはまらないものは不眠症という病気だと勝手に定義している。微熱といっても、一分計の体温計を一〇分も腋下に入れ、かたくなってじっとしていて、何回も測り直し、一分上がった、下がったと騒いでいる。高校生頃に蓄膿で鼻の手術をしたが、まだそのあとがときどき痛むことがあり、鼻の癌になったのではないか、そうすると顔を半分切って取ってしまうので、その場合、目はどこにくっつくのだろうと心配している。時には胸がどきどきし、脈をみると九〇になっている。心臓が悪いのではないか。時には風邪をひく。頭を洗うと風邪をひくようだから頭を洗うのはやめた方がいいだろうか。夜寝室で音がすると眠りを妨げられるから時計も外へ出そう、机の上の物が落ちると大きな音がするから置物も外へ出そう、鏡はちかちか光るから鏡も外に出そう、だが奥さんの鼾《いびき》はどうしたものだろうか。食物には変な防腐剤や着色物が入っているから、米も田舎の実家の無水銀米しか食べない。食事の時間が狂うと胃が痛くなる。学校で授業中便が出たくなると困るから、朝冷水とジュースを飲んで便をきちんと出しておく。むかし痔を患ったことがあるので、便はいちいち便器にとって出血があるかどうか見届ける。テレビを見ると目が悪くなるからテレビの器械は田舎の母のところへやってしまった。医者へ行くとスリッパが汚いからスリッパを持参していく。細菌が飛ぶといけないから、布団《ふとん》の上げ下《お》ろしをしないですむようにベッドにした。夜小便に起きるとあと寝つけないといけないから、ベッドの側に尿器をおき寝たまま尿をする。どこかへ遊びに行くにも天気が悪いと風邪をひくから、なかなか行けない。セックスは多すぎると体に障《さわ》るといけないから極力おさえている。

この先生も戦争で父を失い、祖母と母に甘やかされて育ち、頭はいいが、趣味といえば古本屋歩きで、婚約時代デートも古本屋歩きで、お茶も飲みに入らなかったそうである。奥さんはずっと年下なのに、よくこのうるさい夫の面倒をみている。しかしこの先生の夢は奥さんに逃げられる夢が多い。こんな潔癖で几帳面な先生でも車の運転は平気でやり、仕事から帰ると服は脱ぎっぱなしである。睡眠薬を与えると、やめられなくなったら困る、中毒になりませんか、と取り越し苦労をする。おまじないぐらいの少量の睡眠薬を与えると、あれでよく眠れたが、便秘してしまった、あの薬のせいだから、もう飲めないと言う。いずれにしても救いようがないが、何だかんだとこぼしながら一生たいして病気もせずに暮らしていけることは確かである。

デウス・エクス・マキナ

ギリシア劇では、どうしても解決のつかぬ大詰《おおづめ》になると、神を機械仕掛けで空中に吊り出して一挙に解決した。これを機械仕掛《デウス・エクス・マキナ》けの神と言う。

G子さんは三十歳の、子どもも二人いる農家の主婦だが、時に癇癪《かんしゃく》を起こして、意識を半ば失い、無我夢中になって、泣いたりわめいたり、暴れ回って手がつけられなくなり、車に乗せられて、舅《しゅうと》が連れてきて入院させる。「くやしい、くやしい、うちのくそ婆《ば》あ《ば》」と言って泣きわめき、半狂乱の体《てい》である。こんなときには気が立っていて話もできないが、鎮静剤の注射をして、しばらく眺めていると落ち着いてくるので、話ができるようになる。

話によると、義母が「お前は父さんと近くしているずら」と言って妬くのだそうである。近くしているとは懇《ねん》ろ《ご》だという方言である。舅はよく嫁と一緒に蚕の世話をしているのだそうで、それなら御亭主と仕事をしなさいと言うと、亭主は不器用で、蚕に桑の葉もうまくやれないが、舅は何でも器用で、嫁が可愛そうだと何くれとなく世話をしてくれるのだそうである。普通の病院では、回診のときに病人がお茶やお菓子を出してくれても、医者は威厳を保つために、断って、あとでそっと家へ届けてくれるのを待っているのだが、精神医はもっとざっくばらんに、蠅のたかった、病人の汚い手でとってくれるのを口に入れないと、良い医者になれない。病人たちが病室で、お茶の時間に男女一緒にだべっているのに仲間入りすると、G子さんはなかなかおもしろいことを言う。「うちの義母さんは、うちの爺《じい》さまのはもう役に立たんと言っとるくせに、何で私と近くしとるなんて妬くのか、わけがわからん」。舅は婿《むこ》にきたので、姑の尻に敷かれているのだそうである。すると他の病人の同僚は、「お前さんは美人で、まだ若いし、爺さまだって鬼婆に向かっては役に立たなくても、若い嫁さんには役に立つずら」と言う。G子さんは「おらをバカにするでねえ」と憤慨はするものの、本当は楽しそうである。色は黒いが目鼻立ちは整った嫁さんで、病人同士でも人気があり、男の病人とこんな冗談を言い合って、「いやな人だよ」と肩を叩いたりする。きっと蚕室の中で、爺さまと冗談を言って肩を叩いたりしているので、婆さまが妬くのであろう。

病院へ世話にくるのはいつも舅である。この人は、おとなしい、人のいい、こまめに動くような正直そうな人で、婆さまに妬かれても知らん顔をしている。婆さまは鬼婆と言うよりも痩せてしなびた老婆で、嫁いじめするとも思えないが、嫁はあれで鬼婆なのだと言う。夫は年の割にふけた貧相な、おとなしい小男で、気の強い嫁と姑との間に挟まって、ただ気をもむばかりである。家は広いのだから、離れに父母を隔離して別々に暮らしたらいかがと忠告すると、そんなことをすると親不孝だと村の衆も婆さまもうるさいから駄目だと言う。嫁さまと一緒に外で働いて、養蚕は年寄りたちに任せたらと言うと、婆さまはろくに働かないから駄目だと言う。それじゃどうにもならないではないかと言うと、「わしもG子にそう言っとるだ」というわけで、まったく頼りにならない。G子さんも、うちの亭主ははたらきもないし、意気地もないと軽蔑している。これではどうにもならない。

それでG子さんには、婆さまだっていつまでも生きられるものでもあるまい、そのうちにお前さまが本当の主婦になるさと慰めてやると、あの鬼婆、八十までも九十までも死ぬものじゃあるまいと納得しない。しかし、お前さまだって、いまに姑になって息子の嫁いじめをするようになるであろう。兵隊は上官にいじめられ、自分が上官になると兵隊をいじめる。上級生は下級生をしごき、その下級生が上級生になるとまた新しい下級生をしごく。お前さまは村の衆がどう思うか、姑がどう思うかとばかり言っていて、今の境遇を打破できないのだから、いつまでもよくならない。今の広い家で別居生活ができないわけではないし、新しい思いきった改革をすれば、村の古くさい衆は初めのうちは何のかんのと悪く言うにしても、若い連中は応援するであろうと、おだててみても、決心がつかない。お前さまのヒステリーは結局、婆さまとの戦いに破れたからなのである。いまに自分が姑になって息子の嫁と戦いを始めて、破れればまたヒステリーを起こすであろう。そのときまで、この病院を避難所として何十回でも来るがいい。ここで腹の中をぶちまけて鬱憤を晴らせば、一応ヒステリーはおさまるのだから。

とにかく一～二週間でけろりとして戻る。これで三回目の入院である。来年も養蚕の頃また現れるであろう。

ところが、救いは思いがけない方から来るもので、舅が脳出血で死んでしまった。これで事件は解決したらしく、G子さんはもう病気にならなくなった。あと二十年もしたら、姑になったG子さんか息子の嫁がまたやってこよう。

だが、社会情勢が変わって、農家の嫁さんは近くの工場にはたらきに行くようになり、G子さんは姑になって一人で細々と養蚕をやっている。ヒステリーはもう起こる必要はない。

娘哀れ

二十五歳の娘が虫垂炎で外科に入院していたが、退院が近づくと急に両脚が麻痺してしまい、歩けなくなった。動くときには人にすがってやっとのことで動く。この場合、脚へ行く神経が冒されたというしるしはなかった。この娘は苦しそうな様子をしていると同時に、ひどく色っぽいしぐさをし、野暮な田舎芸者といった印象を与えた。

この娘の父は地方の小役人であり、養子に来たような人で、仕事に身を入れず、遊び道楽に金を浪費してしまうような、くだらない人間であり、母の家は小さいながらこの地方の名物菓子を作っていて、少しは財産を蓄えられたくらいである。父は家業を手伝うこともないのらくら者で、母は商い熱心のはたらき者であった。三人の子どもがあって、長男は父と似て役所に勤めながら遊び歩いており、長女は自由奔放な生活をして画家になり、やはり画家の夫を持っているが、何も家の助けにはならない。

ところで病気の娘は、幼いときから父と兄と姉に反発し、母にひどく同情的で、母と店の経営の苦労を共にし、菓子の製造販売もただ二人で頑張っていた。母や経営の話になると今でも彼女は泣き出してしまうくらいである。高校を出てからも、映画を見ることもなく、新しく衣服を買ってもらうこともなく、友人と楽しく交際することもなく、ただ母と共に身を粉にして働くのみであった。母に映画を見てこいと言われても、着物を買ってやると言われても、母があんなに苦労しているのに、自分だけそのようないい目にあっては母にすまないと、全部断ってしまってきた。おかげで何千万という財産もできたが、身を粉にしてはたらき続ける癖から抜け出せなくなってしまった。

ところが急に虫垂炎を起こして外科に入院した。彼女は生まれて初めてゆっくりした日を送ることができた。そして受け持ちの外科の若い親切な医者を好きになってしまった。おそらく彼女が男性として行き会った初めての人なのであろう。しかし、その人に自分の気持ちを打ち明ける術《すべ》を知らないくらい世間知らずで、どうしてよいのかわからない。ところが退院の日が近づくと急に脚が利かなくなってしまった。

脚が利かなくなったのは退院を延ばしたいという願望のあらわれであり、人にすがって動くのは頼りなさの象徴である。田舎芸者的色っぽさというのは何か色情的な要素が絡《から》んでいるという意味であろう。この娘は哀れにも青春を持たずに過ごしてきて、今やっとそれを見いだしたのである。しかし哀れにも、それを病気として受け取るしかなかった。

こういう病人を治すのは非常に簡単であって、この問題の話し合いだけで歩けるようになったし、その後再発しないように、処世の術を教え、普通の娘のようにおしゃれもし、映画も見、そのうち嫁に行くように導くだけで、すっかり健康な生活を取り戻した。

娘に妬《や》いて

五十歳になる大きな農家の主人が、しばらく前から十八になる自分の娘にボーイ・フレンドができたので、それを気にして不機嫌であったが、ある日突然、娘と妻に鉈《なた》で切りつけ、妻に重傷を負わせた。彼の陳述によると、妻のしつけが悪くて娘がふしだらになったのであるから、腹が立って、このような行動に出たのであると言う。

この農家はかなり大きな家で、この主人はときどき村の顔役として引っ張り出されたこともあったが、平生は気の小さい、愚痴っぽい、陰気な人がらであった。娘は土地の高校を出て、家にいてもよいのに、自由を求めて、近所の工場にはたらきに行った。そのうちにボーイ・フレンドができた。これも相当な家の息子で、この娘に釣り合わないということはなかったのであるが、父は頭から反対であった。まだ年が若いし、行くなと言うのに無理に工場に行ってしまい、行くとさっそく浮気をするとは何事か、と憤慨するのだったが、このような生活はこのごろの農家にはあたりまえで、特にこの娘のやり方が悪いとも言えない。

この父は、娘に怒鳴りつけて怒るというより、困った困ったと言って、妻のやり方がまずいからこんなことになるのだと妻に当たったり、不機嫌になって庫《くら》の中に入って寝てしまうというような陰気な発散の仕方をしていたので、娘の方でも少し図々しくなり、ある日ボーイ・フレンドが訪ねてきたときに、父親に正式に紹介してしまった。父親は気が小さいので、平生娘が御厄介になっているとか、今後もよろしくとか、心にもない挨拶をしてしまい、とうとう夜遅くまで話をしていて、泊まって行きなさい、ということになってしまった。すると娘は、「私たちは寝ないで一晩中話をしていてもいいでしょう」と言う。父親はいけないとは言えない。「いいようにしなさい」と言うと、両親たちの隣の部屋に布団を敷いて寝ころんで、ぼそぼそと話をしている。父親は襖《ふすま》のこちらで一睡もせずにはらはらしているが、どうにもならない。

翌朝になって父親はへとへとになってしまった。頭が重く、肩がこり、胸がつかえて飯も食べられず、心臓がおどって、じっとしていられない。もと衛生兵だったので、妻を薬局に走らせてビタミンの注射液を買ってこさせ、自分で注射したが、よくならない。そこで庫で休んでくると言って例のように庫の中に入って寝ていたが、胸はますます苦しくなり、暗くなってくると、もういたたまれず、庫から飛び出して、近所の家に用もないのに話しに行き、五分もすると、そこを飛び出して次の家へ行き、とうとう夢中で走り出した。そして溝《みぞ》に落ちたり、木にぶつかって怪我をしたりしながら、どこかの納屋にもぐり込み、翌朝まで気を失っていた。翌日、妻が行方不明の夫を村の人たちに頼んで捜索して、ここに発見したときには、納屋の中に死んだようになっており、どうしてここに辿りついたか父親は思い出せず、ただ大変だ大変だと思っていただけだと言う。家へ連れて帰ると、疲れたから休ませてくれと、庫の中に入って寝てしまった。ところが午後になって、母と娘とがお茶を飲んでいると、父は庫から出てきて、わしにも一杯くれ、と言って近寄ってきて、隠し持った鉈《なた》で妻に切りつけたのであった。近所に人がいたので、さっそく取り押さえられた。

この父親は、取り調べのときには、娘のふしだらに、ついかっとなったというのであったが、平生は子煩悩なくらいであるし、村の顔役をやったことがあるくらいの人であるから、いくら娘がふしだらと言っても、ボーイ・フレンドができたくらいのことで、また妻のしつけの仕方が悪いということくらいで、こう夢中になることもあるまいと考えられた。この父親は若い頃「神経衰弱」にかかった。仕事もできずに一年くらいぶらぶらしていたことがあり、そのときには食物に毒が入っていると言ったそうで、被害妄想であったのであろうから、もしかしたら精神分裂病〔統合失調症〕を経過したのかもしれない。それが治ったあとで性格が少し曲がってしまい、これくらいのちょっとした動機が大事件を起こしてしまったのであろう。しかし精神科の医者は、この動機だけではどうも納得がいかないと、さらに状況を探ってみる。

この家族としばらくのあいだつき合っているうちに、娘は意外な告白をした。父は少し変態であるとのことである。娘が中学二年の頃から、夜中にときどき娘の布団の中に入ってきて、目がさめてみると、父親が抱いていたり、乳をいじったり、下腹まで手を入れたりしたことが何回もあった。母もこのことに気がついて、それまでは娘は父母と別の部屋に寝ていたのに、父母と同室に寝かされるようにされ、娘は部屋の隅に母の傍に寝かされ、父は別の隅に寝かされるようにされた。それでも父は時に忍んできて、母に発見されて叱られ、すごすごと自分の寝床に帰って行くのであった。この娘の話を母も肯定したし、親戚の者も、この母がうちの父さんはけだものみたいな人だと言っていたと肯定した。この父に問いただすとやはり肯定したが、父に言わせると、娘の方も少々おかしい。自分が風呂に入っていると娘も入ってきて、父さん、洗ってよ、などと言うのだとのことであった。

この父親には近親相姦の傾向があったのである。それならば、娘に恋人ができればひどい嫉妬を起こし、娘を殺そうと思うようにもなろう。実は、この父は娘に斬りつけたのであったが、妻がそれをかばったので、まちがって妻を斬りつけてしまったのであった。こう見てくると、この父の行為がもっともなこととして納得できる。それでは、この近親相姦の傾向はなぜ生じたのか。人間の本来の傾向が遺《のこ》っていたのか。前に軽い精神病を経過したので昔の傾向が現れたのか。

『聖書』にもこういう話が見える。

……かくてロト其の二人の娘と共に巌穴《いわあな》に住めり。ここに姉、妹に言ひけるは、我らの父は老いたり、またこの地には我らに偶《あ》いて世の道をなす人あらず、父と共に寝ね由りて子を得んと。翌日姉、妹に言ひけるは、我昨夜わが父と寝たり、この夜汝入りて共に寝よ、我らの父によりて子を得んと。かくてロトの二人の娘、その父によりて孕《はら》みたり。……

わが国の文献なら『古事記』の木梨の軽《かる》の太子と妹の軽の大郎女《おおいらつめ》、衣通姫《そとおしのひめ》の兄妹間の近親相姦の伝説が有名である。

精神医学的にみると近親相姦は、古代人にあった傾向が遺っていて、心の下層に隠れていて、上層の抑えがとれたときに姿を現すのだとのことである。

瞼《まぶた》の母　三十歳の男性、飲食店の出前持ちであったが、空き巣の常習犯で、たびたび警察につかまった。あるときある家に忍び込み、空き巣を働いた上、その家の漬物に毒をふりかけてきたので、あとで帰った家人がその漬物を食って危うく死ぬところであった。

なぜ殺人を企てたかがわからないので、精神病扱いにされて鑑定にまわされた。妙なことには、この男はいつも赤い長襦袢《ながじゅばん》ばかりを盗み出していた。調べてみると変態で、赤い長襦袢を着るという服装変換《トランスヴェスチチズム》によってのみ性欲の満足を得るのであった。長襦袢は店で買ったものでは駄目で、誰かが着たものでなければならなかったので、盗むより仕方がない。殺人未遂については、盗んだあと、腹が減ったので食べるものを探したが見つからず、簞笥《たんす》の中に毒薬と書いた瓶があったので、食べものの見つからぬ腹いせに、漬物の中にぶちまけたのであるとのことであった。

さらにこの男の生い立ちを調べてみると、彼は芸者と旦那との間にできた子で、幼いときに養子にやられて大切に育てられたが、まともに育たず、ぐれて空き巣をやるようになったのであるという。しかし意味を探れば、芸者には赤い長襦袢は付きものであり、この男の幼時の目にはそれが焼きついたのにちがいない。この男には芸者である実の母を憧れる気持ちと近親相姦が隠れているのであり、それは赤い長襦袢の盗みによって象徴されるのである。

不思議な天才

ある大学の数学専攻の若い助手で、非常に優秀な、独創的な思いつきが多いので将来を嘱望されている青年が、結婚式の客として招待されたときに、突然、上席に駆け出し、媒酌人を突き飛ばして演説を始めた。あまり突飛であるから気がおかしいのだと思われて、ただちに取りおさえられて病院に連れてこられた。そのときは興奮していて、とりとめのないことを叫んでいるだけであったから、鎮静剤で眠らせてしまった。

この人は妙な風彩で、若いのにまったく毛髪がなくて禿頭であり、歯も一本もなく、奇妙な顔である。よく調べてみると梅毒反応が出た。それも先天性梅毒で親から生まれつき伝えられたものであり、そのうえ軽い梅毒性脳炎がある。急いでその治療をしたが、結婚式のときの行動はまったく記憶になかった。おそらく意識が曇っていて、まったく知らずに行ったのであろう。このような重荷を負って生まれてきたのに数学の天才であった。

普通の先天性梅毒で、二十歳前後に梅毒性脳炎を起こすような人は、多くは知能が低く、脳炎後はひどい痴呆になってしまうものであるが、時にはこのような例外の人もいる。ニーチェも梅毒性脳炎になって死んだが、『ツァラトウストラ』はこの病気の始まった頃書かれたものである。自然は時にこのような不思議な事実を見せつけ、先天梅毒とか梅毒性脳炎など、脳が虫に喰われてしまったようなものは駄目なのだ、どうにもならないのだ、とわれわれがあきらめてしまうのを救ってくれる。これは一種の啓示であって、われわれの浅はかなさかしらではまだまだ未知の世界は開けないということを教えてくれる。ただしこの数学の天才も治療をしなかったならば、二、三年でひどい痴呆に陥って死んでしまったはずである。

大発見

二十三歳の貧しい農家の次男、頑丈な体格で、高等小学校時代の成績は優秀であった。軍隊に入り航空整備兵をしていたが、敗戦で帰郷し、農業の手伝いをしていた。小農の次男なので、どこかへ出稼ぎをしなければ困るのに、家でぶらぶらしているようになり、物理学や社会学の本を読み耽り、宇宙の大発見をしたと言って、その頃の東京の米軍司令部へ出かけて行き、マッカーサー元帥に会見を申し込んだので、警察に引き渡され、親元へ連れ戻され、病院へ連れてこられた。

そのノートを見ると、引力は同時に相対的であるとか、宇宙単一の原理によって、ある物質と逆の物質があって、それが合わさると、マッチを擦ると火が出るように燃えてなくなってしまうのだというようなことが、たくさん書いてある。こういうすばらしい考えは、まるでインスピレーションのように頭に浮かんでくるのであって、アインシュタインなども彼と同じように思いついたのであろう、と得意になって述べる。

彼は教育のない農家の息子であるので、われわれは、これは誇大妄想であると簡単にかたづけておいた。すると何年かしてから、反物質の存在が天文学者によって唱えられ、それとわれわれの周囲に在る物質とが合わさると消滅するのであることを知り、われわれの病人は予言者であることを知った。

無線電話ということを始めて唱えた人も精神病の人で、今のラジオが発明されるずっと前にこの言葉を用いていた。それは線もないのに電話のように声が聞こえてくる幻覚をそう名づけたのであろう。その頃の健康者は、そんなバカなことはないと、病人を嘲《あざけ》ったのである。

精神分裂病〔統合失調症〕の病人は、自分の考えが相手に読み取られ、それに対して返事が頭の中に来ると言うが、現代の学問ではこういうことは不可能として、まじめに取り上げない。しかし将来、何かの器械が発明されて、人間が何を考えているかわかるようになり、また人間に影響を与えて思いのままに行動させられるようになるかもしれない。

天国と地獄

Kさんは今はもう五十歳に近い小学校の音楽の先生である。戦後五年もシベリアに抑留されてロシア語も覚えて帰ってきた。三十歳を過ぎてから、ときどきひどく調子がよくなり、落ちついて授業することができない。おしゃべりで、元気で、教室で一人でバイオリンを鳴らしたり、ピアノを弾いたり、歌ったり、生徒のことなど眼中におかずに愉快に騒いでいる。手がつけられなくなって病院へ連れてこられた。

病院でも、ひどく朗らかで、楽天的で、看護婦〔師〕のよけいな手伝いまでして叱られたり、ロシア語の本を買ってきて医者に教えてくれると言って、教え始めて五分もするとピアノを弾きに行き、次に下手なバイオリンをキーキー鳴らして、どうです、オイストラフみたいでしょうと威張ったりして、まことに楽しそうである。鎮静剤を使うと半月ぐらいでこの状態はおさまり、おとなしい、人の良い人間になって、学校へ戻る。

このような発病が年一回ぐらいあるので、校長もてあまし、もう絶対に起こらぬように治療できないのならば、退職させたいから、診断書を作ってほしい、と病院に要求してきた。このような要求は困るので、風邪をひいて休んだときに、もう絶対にひかぬように治さなければ退職させるのか、というような理屈をこねて、一応退散させるしかない。

ところがこの先生は突然市役所の屋上の展望台から飛び降りた。さいわい下まで落ちずに屋上で止まったので、足の骨を折っただけで生命は取り留めた。尋ねてみると、突然いままでと逆の方向に変化し、絶望が襲来し、世の中が真暗《まっくら》になり、生きていることは地獄の苦しみで、自殺を企てたのであった。私はこの事件の三日前に彼と街で会ったが、そのときは何の変わりもなく、おかげさまで元気に働いているとのことであった。

この絶望的な状態は治療によってすぐよくなり、かえって少し調子がよくなりすぎて、片足を引きずりながらピアノを弾いたり、ロシア語の復習を始めたりしている。また校長が退職のことをうるさく言ってくるのではないかとわれわれが心配しても、本人は平気で、やめさせられたら正式に東京にロシア語を習いに行って、ロシア語の先生にでもなるなどと言っているが、彼の妻は経済的にそんなのんきなことは言っていられないのに、それに気がつかないので困るとこぼしている。

あの地獄の苦しみは彼に何の痕跡をも残していない。まだ足を引きずっているのに、それをまったく忘れているようである。

忘却もまたよし

三十三歳の主婦。数ヵ月前から胸がつまり、咽《のど》がしめつけられ、記憶力も減り、頭がぼんやりして、何も考えられないようになった。

この女性は十五年前に結婚したのであったが、相手が気に入らないのに両親の勧めで無理に結婚したのであって、戦争中疎開してから、家がないのを口実に、夫は東京に、この病人は田舎の両親の許《もと》におり、子どもも二人いる。ところが数ヵ月前から十歳も年下の男性を好きになってしまって、夫と子どもがあるのに結婚の約束をしてしまった。この男性は自分の子どもを可愛がってくれ、自分の身の上に同情してくれているうちに、恋愛に陥ってしまったのである。しかし、夫に何と言って切り出せばよいのか、とてもそんなことは言い出せない。こういうことを考えていると、辛くて、頭がぼんやりしてきて何も考えられず、夜も眠れず、夜中に急に心臓が止まりそうになり、食欲もなく、仕事をする気にもならない。どうにもならなければ一緒に死ぬ約束までしてある。だが、その男性も自分と一緒になったところで、まだ経済的にやっていける力はなく、少なくとも五年は待たなければならない。

夫は自分と長く別居しているが、別れるとなると子どもをよこせと言うであろう。しかし子どもは手放せない。けれども夫もよろしくやっているらしく、女を引っぱり込んでいるところを親戚の者に見つかってしまった。夫はあやまってきたが、自分はむしろよかったと思った。夫とは性格が合わず、ぐずぐずしていて男らしいところがなく、小さなことにこだわる。しかし本当に別れるとなると夫もかわいそうでもある。別れ話を口にするにしても、夫の気持ちを考えると辛くて、とても切り出せない。この夫は彼女の父の庇護の下に仕事をしているので（彼女の父は地方の有力者である）、別れると夫は田舎へ帰って百姓をすることになろう。

これからさき四、五年は夫と一緒にいて、今の恋人が独立できるようになるまで、ひそかにときどき会うつもりだが、こんなことが父や夫の耳に入ったら大変である。この恋人も父の許《もと》に出入りしている男性である。

彼女はこんな話を涙をぽろぽろこぼしながら話す。あの人と別れるようなことになれば自分は病気が悪くなって死んでしまうだろう。この病気さえよくなれば、何とか努力して彼とやっていけよう。もしあの人が去ったらと思うと、不安になってたまらない。もしあの人と別れることが病気の解決だと先生が言うなら、それは残酷なことだ、と泣く。

この恋人に会ってみると、病人の言うことと一致していて、あと四、五年すれば何とか独立できようから、この奥さんと子どもとを引き取って一緒に暮らす。年が十もちがうことは問題ではないとのことである。

今度は夫に会ってみると、妻は平生朗らかで、子どもっぽいくらい無邪気であり、一人っ子で、わがままに育った。十五年前に結婚し、二年間一緒に暮らしたが、夫は召集され、妻は疎開して郷里の妻の父の許にいた。東京の家は焼けた。夫は復員してから自分の実家で農業をしていたが、妻は虚栄心が強く、百姓はいやだと、いつまでも父の許にとどまった。四、五年前、妻の父のおかげで東京に職が見つかったが、家が狭いとの理由で妻は出てこない。やっと広い家が見つかったら、電車の音がうるさいと、やはり出てこない。三年前に妻の母が死に、父に再婚話が持ち上がったが、彼女が反対するので、彼女が父と一緒にいるあいだは後妻も家にはいれない。彼女は一生父の傍についていて面倒を見ると頑張っている。父は早く後妻を迎えたいので、娘を夫の許へ返そうとするのだが、病気だ病気だと言って父の傍にとどまるのは父の邪魔をしているのではないか。父は娘を盲目的に可愛がっているので、強いことは言わないが、内心は早く後妻を迎えたがっている。

この事件の解決は困難である。妻の恋愛事件は夫に打ち明けられず、夫の説を妻に伝えれば癇癪を起こして病院へ来なくなってしまうだろう。夫に妻の秘密を打ち明けたところでどう解決ができるものでもあるまい。病人はその父と精神分析的な近親相姦のコンプレックスを持っているのだと言ったところで解決のつくものでもない。

この頃はまだよい精神安定剤などなかったので、電気ショックで気分を変えてみようとして、数回試みたところ、その若い男との恋愛事件だけすっかり忘れてしまった。若い男は彼女に捨てられたと思って、私のところへ文句を言ってきた。しかし、うまい解決が偶然にも起こったものである。この病人の恋愛事件は、おそらく表面的なもので、本心では困っていて、何とかけりをつけたいと思っていたにちがいない。忘れるのは、まずこういうことから忘れるものである。

私の最初の目あては、病人の病的な訴えが電気ショックで消えて、決心がつき、若い恋人といそいそと新生活に入るのではないか、との期待であったが、ショックにより忘れてしまったのである。ショックは新しい記憶を消してしまうことがあるが、このように一つの事件だけを忘れさせてしまうことはあまりない。一つの事件だけ忘れるのは主としてヒステリー性の忘却であり、忘れた方が都合がいいことを忘れるのである。

町の狼

十九歳の青年、両親はいとこ同士で、両親も三人の同胞もみな軽い知的障害であるが、農家で何とか並の生活をしている。本人も幼時の発育が遅れ、小学校の成績は下の方で、家庭教育はほとんど行われず、父母はふしだらなので、本人も三年生頃から女の子をかまい、年下の女の子と遊んだ。中学をやっと出てから東京に出て大工見習いとなったが、四、五人の仲間と女湯を覗《のぞ》いたり、わいせつな写真を見たり、年上の同僚が中学生の女の子を強姦する場に居合わせたり、窃盗をしたりし、小学生の女の子にいたずらをして、十七歳のとき少年院に収容された。

ここで集団私刑《リンチ》を受けてその辛さから逃亡を企て、捕らえられて別の少年院に移されたが、やはりひどい私刑を受けた。翌年仮退院し、食堂に勤めたが、主人に殴られてやめ、帰郷して農業を手伝っていたところ、強姦未遂を起こし、少年鑑別所へ送られ、砂利採取場で補導された。しかし給料の支払いが悪く、長時間働かされるだけなので、我慢ができず、また実家へ帰り、職をさがしたが見つからず、保護観察官の紹介で運送会社のトラックの助手となった。しかし同僚にだらしない人間が多く、一緒に飲み歩き、無断欠勤が増したので上司に叱られ、この会社をやめてしまった。そして兄の家に行ったところ留守なので、行く先もなく、ぶらぶら歩いていくと前方を娘が行く。それをつけて行くと丸太棒があったので拾い、人気《ひとけ》のない林にさしかかったところで「オイ」と声を掛けると、娘は「強盗」とさわいだので、頭をひっぱたき、「金を出せ」と言うと出したので、それを奪うと、娘は逃げ出した。それを捉えて木に縛りつけ、「言うことを聞かぬと殺すぞ」と脅かすと、命だけは助けてくれと言うので、相手を倒して暴行した。相手は横になったままなので、もっと金はないかと探すと、家へ行けば五千円あると言う。それで女の家へ一緒に歩いて行った。女が家に入ると、すぐ男が二人駆け出してきたので逃げたが、警察に通報されて、見つかり、逮捕されてしまった。

この青年はゴリラのような姿をしていたので、入院させても看護婦〔師〕は一人での当直は恐ろしいと言うので、二人にしなければならなかったが、入院中は乱暴しなかった。知能検査では軽度の知的障害であり、ロールシャッハ検査でインクのしみの無意味な図形を何と解するか調べると、みんな女のあれに見える、孔《あな》があいていると言った。

この青年は軽い知的障害の冷血性の性格異常者であって、精神病ではあるまい。このような人間が社会で一番困るのである。両親が血族結婚で、いずれも知能が低く、同胞もみな知能が少し低いというと、それは遺伝であると考えられがちであるが、家庭教育、躾《しつけ》がうまく行われないことも非常に関係する。知的障害児も良い環境で育てると、邪気のない、神のような、正常者よりも善良な、純粋な性質の人間になる。この青年の生活史を調べてみると、ひどい仕打ちを受けつつ、みじめな社会環境の中に暮らしてきたので、この狼のような性質は生まれつきのものと断定できない。この青年の知的障害は、さらに五千円を手に入れるために、のこのこと娘の家までついてきた点だけにしか現れていない。こういう人間を教育し直すことはかなり困難であろう。猫でも生まれたときから人間と一緒に育てるとうまく馴つき、かなり教え込むこともできるが、大きな野良猫を捕まえてきて人間と共同生活をさせようとしても、どうしてもできない。こういう青年にしてしまうと、社会の被る迷惑は大きい。幼いうちからうまく教育する施設を作らないと、社会のもてあます人間ができあがってしまう。社会がこういう子どもを早期から世話をするのを怠ると、あとでひどい仕返しを受けるのである。

夢かうつつか

二十三歳の青年の陳述。私は淋病にかかって、サルファ剤を飲み始めました。もう膿が出なくなって、何の苦痛もなくなっても、まだ完全に治ってはいないのではないかとの不安のために、薬の服用を止めることができませんでした。次第に頭が不快で重苦しくなり、血が血管の中を振動して流れるのが感じられるようになり、薬が全身を波状をなして流れるのが感じられました。四ヵ月もたつと、薬を飲むとそれがすぐ局部に貫通して、細菌に積極的に攻撃が始まるのがわかるようになり、菌の活動しているのもわかり、薬のために倒れた菌は局部にあいた孔《あな》を通って外へ飛び出します。しかし膝のところに黴毒《ばいどく》の本拠があって強い菌がおり、このところに蜂の巣のような巣を作って、弱い菌が逃れ出るのを引っぱっています。この巣から糸を八方に出して指揮命令を伝えるのですが、薬はこれに反抗して、弱い菌を体の外へ追い出すのです。強い菌は蜘蛛《くも》のようで、まわりにたくさんの小さな菌を率いています。このために体は重苦しく、袋に粉《こな》を詰めたようで、頭は鉛を沈澱させたようで、たばこの脂《やに》を詰めたようです。この強い菌は光線のようなものを放射して私をやっつけるので、私も気力を集中して羅旋《らせん》状の光線を出して相手を倒そうとします。そうするためには歯を喰いしばり、顎《あご》をしゃくり、こうして羅旋状に菌を縛りつけて、何回も顎をしゃくって縛り上げるのです。菌の群はときどき崩れて、指令虫を先頭にして局所の孔に向かって血管を通じて殺到すると、体に猛烈な震《ふる》えを生じ、座っていると血管の中に詰まって痛いので、とても座ってはいられません。

血管を菌が圧して猛烈に震えていると、突然私の寝ている布団《ふとん》の中に大きな茸《きのこ》の群が現れ、それは黒白まだらの河豚《ふぐ》のようで、一変して鯉《こい》のようになりました。部屋の畳の中に菌の大群が入っているようで、畳の表が波を打っています。私は菌の群を捨てようと思って封筒に入れて外へ行き、下水の中に捨てて引き返すと、小さな鉄塊の赤熱したものが下水から飛び出してきて、さらさらと音をたてて私を追いかけてくるので、あわてて逃げました。そしてまた布団に入って横になると、畳の中の菌の集団は布団の周囲にアーチを作って燃え出しました。かすかな煙を立てて音も光もなく燃えていくのは壮観でした。海星《ひとで》の大きなもののような形の大集団は、二箇所から燃え、大きなさなだ虫のようになり、河豚《ふぐ》の皮のようなものが蛸《たこ》のようにやわらかい肉質の集団になり、高熱のため鼠になり、ついにさなだ虫のような脱殻《ぬけがら》を残して、本体は無色透明なものとなって空中に散じ、それから大きなかまきりとなり、次にマンモスとなって消えてしまいました。布団の中にはかすかにさなだ虫のような痕《あと》をのこし、脱殻だけが残りました。私は唖然として、夢か現実かわからず、部屋の隅に棒立ちになっていました。

するとどこからともなく声があり、この部屋にいるな、危険だ、すぐ出ろ、巨大な黴菌《ばいきん》が、それおまえの後ろにいるぞ、早く出ろと言う囁きが聞こえました。あわてて寝衣のまま十二月の寒空《さむぞら》の中に飛び出して、廊下でうろうろしていると、どこからともなく映写機のフィルムの回るような、カタカタという音が聞こえてきました。はっとして前の白壁を見ると、その上に巨大なマンモスの骨格体と、その三分の一の大きさの大犬とが喧嘩をしているのが映っているので、恐ろしくてぶるぶる震えていました。そのとき夢幻的な囁きがあり、いま警察犬と戦っているのだから早く姿を隠せと言ってきました。マンモスは黴菌の化身であったのです。私はただ指令にしたがって外へ飛び出して、次の囁きを待って、全身の神経を硬直させていました。するとまた、かすかな声が聞こえてきました。いま警察犬を倒して帰りかけているところだ、お前の立っているところは危険だから土間に入れ。私は土間に身をひそめて息を殺していましたが、それきり何も聞こえてきません。寒いので、はっと気がつくと、寝衣一枚です。それですぐ部屋に帰って床に入り、うとうとしていると、また囁きが聞こえてきましたので、はっと身を起こしました。すると、さっきのマンモスがまた燃えています。そして天井で三、四尺の蛇の殻に転化しています。そこへ声があり、完全に燃える前に、お前が部屋に帰ってきたので、菌は驚いて、いま燃焼が一進一退しているところだ、すぐ部屋を出ろと言います。実際、菌の燃焼の逆行が感じられるので、あわててまた逃げ出しました。毛のシャツを手に持ったまま、それを着る間もなかったのです。するとまたカタカタという音と共に壁に大きなマンモスが現れ、私の頭の上二尺のところに今にも飛びかかろうとしているので、万事休すと観念し、成り行きにまかせて、目を閉じてじっとしていました。何の指令者の囁きもないので、これはきっと指令者も身の危険を感じて所在を明らかにしないのだと思いました。しかし、また囁きが聞こえてきたので、はっと目を開くと、マンモスはもうなくなり、今度は私の腰から上の半身の透視図が壁に写し出されているのです。脈を打つ心臓、肺、胃、腸がすっかり眼の前に、レントゲン写真と映画を一緒にしたように写っているので、ただもう不思議でした。

するとと囁きが説明してくれました。前に海星《ひとで》からマンモスになったのは一対の中の一匹で、お前が部屋に入ってきたときは、他の一匹は反対の側にいたのだが、お前が入ってきたので、驚いて二匹とも出て行った、しかしそのうちに燃焼のためにまた部屋に戻るから、お前は早く隠れろと言うのです。それで私は外へ飛び出し、じっと壁に身を寄せて、三、四十分考えていました。すると、だんだん夜が明けてきました。寒くてシャツを手に持って震えていました。それからまた部屋に帰ると、私の上半身の透視図が映っています。そしてそれは半ば私の体の中へ入りかけています。ここにはマンモスに対して画面に矢印がつけてあり、これは無言の指令で、危険だから身動きをするな、これはもうじき燃焼するからじっとしていて抵抗せず、体の外へ出るのを待てということだと思いました。それで息を殺してマンモスの一挙一動を見守っていました。大きなマンモスが体に入り切ったときには、形は同じですが大きさは十センチくらいになり、背中に入ったマンモスは肺をかすめて肩から頸《くび》をまわり、頭に入り、頭蓋骨と皮膚の間を通って、後頭部に御輿《みこし》を据えてしまいました。さあ大変と思っているうちに、マンモスの一端から黒い煙を出して燃え出し、皮膚の下の脂肪に燃え移り、焔は脳には入らず、皮下脂肪をめらめらと燃やしていくので、頭がまる禿《はげ》になると思ってあわてました。しかし熱くはありません。夜はもうすっかり明けて、窓の外は明るくなりました。あわてているうちに、前に黴菌を倒した投縄《なげなわ》のことを思い出し、さっそく顎《あご》を引いて投げると、たしかに手応《てごた》えがあり、黒い縄がマンモスに絡《から》みつきました。しかし相手が強くて縄は切れ、マンモスは燃えながら体の中を下ってきました。このとき矢印は水を飲めと指示するように口に向かって示されたので、水を一杯飲んで壁を見ると無効なので、また飲み、二、三時間そうやっていました。そのあいだにマンモスは二匹になり、小さな菌二、三匹を引き具して魚に変わり、きらきらと白い焔になり、体の中を暴れ回りました。矢印は燃焼の部分を示して、水を飲んで冷やせと指示します。窓ガラスには燃えた体の部分がありありと写し出されて、矢印がそれを指示するので、水を飲んで窓を見ているうちに、へとへとに疲れたので、床にもぐり込み、二、三十分うとうととして目をさまして窓を見ると、腹が真赤に焼けただれているので、急いで外に飛び出して水をかぶり、やっと消し止めました。するとポンポンとマグネシウムを燃やす音がしました。さてはいよいよ新聞に俺のことを出すのかと半ば自暴自棄になっていると、そこへ弟がやってきて、私を家へ連れて行きました。

この描写は夢の世界の出来事に似ている。

この青年は淋病を恐れてサルファ剤を飲み過ぎ、中毒を起こして半醒半睡の状態のときに、この夢幻の世界に入ったのであるが、すべて菌の体への侵害に対する恐れを象徴的にあらわしているものの、まるで漫画の怪獣映画のようである。このような状態は種々の中毒や伝染病などのときに急性に襲ってくる。しかし覚醒後このようにはっきりと追憶できることは少ない。妙な恐ろしい悪夢を見たという感じを残すだけのことが多い。このとき傍で見ていると、うわごとを言って騒いだり、うろうろしたり、妙な、まとまりのない言動を示したりしているものである。

もう一人の私

三十五歳の行商人で、浮浪者に近い、足の不自由な病人が、手足の運動がスムーズにいかないというので診察を受けにきた。調べてみると、むかし流行性脳炎にかかったために筋肉の緊張が強くなって、敏捷な運動ができないのである。ところが妙なことを言う。自分の体はもう一つあって、それは遠くの方にあり、自分が動いている通りに動き、何でも真似《まね》するので、うるさくて仕方がない。私が立つと向こうも立つ、私が歩くと向こうも歩く。その分身には心が宿っているらしい、自分に対して何かときどき言ってくるが、それは自分の考えとほとんど同じであり、聞こえるのではなく、以心伝心で、ひとりでに解るのである。飯を食べていると、おかずがまずいとか、もっとないかなあ、などと言ってくる。私もそう思う。遠くの方とは、どうも宮城の中らしいが、天皇とどういう関係にあるのかよくわからないけれども、どうも自分は天皇の一族であるのではあるまいか。その分身は天皇と一緒にいるらしい。

このような分身は脳の奥の方の小さな部分が冒されるために現れることがあるので、この病人は流行性脳炎でそこが冒されているのであろう。筋肉の緊張増加を起こす脳の部分のごく近くに、こんな妙な症状を起こす部分がある。そして古い日本人固有の原始的心性に宿る天皇崇拝によって、こんな誇大妄想的な希望をそこへ移し入れているのであろう。

分身はゲーテにもあったことは有名で、ゲーテが恋人のフリードリーケと最後の別れをして、とぼとぼと路を歩いて行くと、向こうから馬に乗った自分がやってきて、フリードリーケの家の方へ行くのを心の眼で見たのであった。これはゲーテの未練が具体的な形をとったものである。

すなわち分身は、身体主義的にも精神主義的にも出現しえるのである。分身はドイツ語でドッペルゲンガーと言い、自分の分身は自分が見えたり感じられたりするものである。いま目の前の人を本物でなく本物の分身と思うのは、坊やの悩みの項のカプグラ症候群である。

誠実

ある青年が結婚後まもない妻を連れてきた。どこがおかしいのかわからないが、妻が何となくおかしいし、買物に出かけても買わずに戻ってきて平気でいることがある、と言うのである。

一見朗らかな、愛想のよい、しとやかな、きれいな若奥さんで、どこがおかしいのかわからない。しばらくおしゃべりをしていると、かなり多弁に調子よく話をするのであるが、話が細かくて、微に入り細にわたって、肝腎でないことまで詳しく述べ、話が要領よく進まず、よけいな話がくどくどと話される。そのうえ記憶力が悪く、最近の社会の事件をあまり知らない。たとえば皇太子妃の名も知らない。このようなことは共産党の学生でも知っているはずである。こんな風であるから買物に行っても買物を忘れてしまうのである。こう言った知能の低下は癲癇《てんかん》という発作的に意識喪失とひきつけを起こす病気によるのだが、この若奥さんには目につくような発作はなかった。しかしよく調べてみると、幼時からごく短時間、一、二秒気が遠くなるというだけの発作があることがわかり、これはあまり人の目をひかなかったので、周囲の人はたいしたことはないと思っていたのであった。

このような発作が長いあいだ頻繁に続くと、ひどいひきつけの発作が続いたのと同じような、癲癇《てんかん》による痴呆という結果になるのは不思議なことであるが、ありえないことではない。しかし痴呆となった病人を治すことは不可能で、ずっと早いうちに薬で発作をおさえておけば痴呆に陥らなかったかもしれないが、今となってはもう手遅れである。

この若い夫に、妻の痴呆はだいぶ前からあったと思われるが、婚約期間が一年以上あって交際していたのに、気がつかなかったとはおかしいと尋ねたところ、この若い夫はまじめな人で、婚約者の家を訪ねるといつも彼女の傍にその母が付いていて、横から会話の助け舟を出していたので、気がつかなかったとのことであった。

今後の方針については、これ以上悪くしないように薬を用いるだけで、よくすることは困難であると告げ、世の中には相手が精神病とわかれば離縁する人も多く、法律でもそれを認めているが、病気で不便だから離縁するというのは、考えてみれば不人情なことでもある。と言って離縁せねば一生たいへんな重荷を負って行くことになる。いずれの道を進むべきかは医者として何とも言えない。あなたが自分で人間として決断を下すべきことであるから、しばらく静かに考えてみたらどうかと告げて帰宅させた。すると、しばらくしてこの青年がまたやってきて、妻の母にだまされたと言えば、そうも言えるが、それを悪意とのみ取るべきものでもあるまい、あのような娘をもった母の心も哀れである、自分は一生重荷を負って行こう、とのことであった。

そのうち彼らの間に子どもが生まれた。癇癪《かんしゃく》は別に遺伝性のものでもないから心配は要らないが、子どもの養育はたいへんなことであろう。しかし、あの誠実な夫はきっとうまくやっていくであろう。今の世にも、このようにもののあわれを知る青年がいるとは心の明るくなることである。

私の忠告はまちがっていた、もっとセンチメントなしに割り切らなければ青年の将来を台なしにするものだと言う人もあった。

ある哲学の先生は、妻が精神分裂病〔統合失調症〕になるという極限状況において、手切金三十万円で離婚するという実存的な決断を下した。ある数学の先生は、五年間も毎週きまって病院へ妻を訪れるので感心なものだと思ったところ、二号がいるのだという噂であった。

医者は人間の多様性を考えて、どの道をとれとは言わない。

捕虜収容所で飢えたときに、他人の食物を奪う者と、餓死しても自分の食物を他人に与える者とがいる。戦争中、精神病院で食物が足りなくて栄養失調で死者が出るくらいであったときにも、精神分裂病の患者で、他の病人の食物を奪う者と、飢えても他の病人に分けてやる者とがいた。これは教養とか宗教とは関係がないようだった。同じ精神分裂病の患者でも、誰彼かまわず、いきなり引ったくって奪う者と、自分で食べずに分けてやれとの神の声を聞いて他人に与えた者とあった。後者こそ自分の隠れた本心から出る本当に良心的なもので、道徳にしたがって考えて他人《ひと》に分かち与えるのよりも神に近いものである。

医者はその場になって自分がどの道を択《えら》ぶかわからないので、ただ黙しているのみである。

人生無情

六十三歳の老婦人、大学の先生。長いこと苦学して勉強し、師範学校、高等師範を出て、昔はなかなか入れなかった帝国大学に入り、国文学を専攻した。夫も学校の先生である。もの静かな、頭の切れる勉強家として、田舎の大学にはもったいないくらいの存在であった。

ところが、このごろ忘れっぽくなってきた。買物に出ても、五種類くらいの買物を二種類くらい忘れてくる。時には家へ帰る道がわからなくなって、うろうろしている。客が来ると、ていねいに挨拶し、立居振る舞いは従来の通りであるが、客の前の茶碗がからになると、自分の前にある飲みかけの茶碗をしとやかに、これをどうぞと差し出す。

話題はほんの二、三分前のことをまたくりかえす。しばらく前までは学校のやり慣れた講義は何とかできたのであるが、源氏物語になって夕霧のことに話が及ぶと、あれはどこのお姫様でしたかしらん、などと言い出したので学校も休ませた。新聞は見ているが、新しい事件は何も頭に入っておらず、戦争のあったことも忘れている。しばらくすると、気が立っているときには娘のこともわからなくなり、この娘は、自分の娘によく似ているが本物でないと言い、落ちついているときには本物として認める。しかしついにまったく記憶から消えて、娘を見ても、おや、どちらのお嬢さんでしょうか、と言うようになってしまった。

これは、年をとって脳がしなびたせいである。五十や六十で、このように耄碌《もうろく》する人と、九十歳になってもしっかりしている人とあるが、なぜこのような差が生ずるのかわからない。脳がしなびても精神的にしっかりしていて、記憶力や知能が落ちない人さえいる。脳と心は平行しているようで平行していないところがときどきあるのは不思議なことである。

人間、長生きをすれば幸福だが、このような状態で長生きをするのは、傍《はた》から見れば不幸である。本人は空々漠々、自分の欠陥に気がつかない。

真の天才

もう四半世紀も前、地方の小都会のうす暗い公民館で個展があったので入ってみた。すると二百点ばかりの、小さいが、ひどく人の心を打つアブストラクトの絵が並んでいる。これは物真似《ものまね》ではない、本物だ、と思えるようなものである。その画家に会ってみようと尋ねると、受付の所に立っている二十二、三歳の小柄な娘がそれであった。表情のない、まったく化粧もしない、薄汚れた服装の娘で、あの精神分裂の無の影がさしている。私はなけなしの財布をはたいて一枚買い求め、彼女と知り合いになった。

彼女はこの町の商家の娘で、土地の女学校を出て、日本画を習ったが、それはごく平凡な花鳥画であった。ところが二十歳のときに、ほんの二週間ばかり、泣いたり騒いだりして興奮を起こしたことがあった。その後、突然一年のうち何ヵ月か、流れるようにアブストラクトの絵が制作されるようになった。一日に十枚も描けるが、しかもそれはいずれもすばらしいものである。その後にまた突然スランプの時期が来る。このときには妙な感じが体の中にみなぎる。爪先から赤と青の針が無数に体の中に侵入して内臓に突き刺さり、脳の中をぐるぐる回ったり、血が赤と黄の四角い斑《まだら》となって、そこに三角になった四つの眼がはまり込み、そこから水が吹き出して、ひどい苦しみを与え、医者のところへ行って胃癌だから胃を切り取ってくれなどと訴える。この時期には制作はまったくできず、物置きのようなアトリエの中にしょんぼり引き込んでいるか、少し調子のいい日には、暗い顔をして古本屋で買った哲学書を二、三冊抱えて、とぼとぼと街を歩いている。そのうちにまた、あの制作欲が勃然として湧き起こる。このとき描かれるあの奇妙なアブストラクトの絵は、頭の中で考えたものではなく、調子の悪いときに体の中で体験したものをそのまま描くのであると言う。

私はこれが本当の狂った天才であると思って、学会でその傑作数点を見せ、批評家を呼んでほめてもらい、私の先生の紹介で、東京の画廊で個展を開いてもらった。それから次第に認められて、一流の雑誌にも作品が載るようになった。調子の悪いときにはまったく引き込んでいるのだが、良いときには非常に積極的にどこへでも出かけて行き、無遠慮に商売までして、次第に名が売れてきた。

彼女はフランスへでも行きたいと言うが、伝手《つて》を求めるのはたいへんだし、彼女には教わる何ものもないはずで、思う存分描いて人に見せるだけでよいのだが、フランス人は自分が一番偉いと思っているから、なかなか認めてはくれまい、かえって、どこの国かわからないようなニューヨークの方がいいのではないか、と言っておいたところ、もの好きなアメリカの画商の認めるところとなり、ついに彼の地に渡って活動を始めた。

とにかく有象無象の物まねシュールレアリスムやアブストラクトではなく本物なので、

あちらで大々的に展覧会を開くことができ、大建築の壁画も描き、有名な批評家の推薦の辞を入れた広告なども美術雑誌に出るようになった。彼女は今はアメリカの市民権を得て大いに活躍している。近くピカソにも会うことになっているなどと手紙をくれたこともあったが、調子の悪いときには体の訴えが多いので、アメリカの医者が本当に胃を半分切って取ってしまったし、高額のお金を払って精神分析などを受けている。それでもよくならないときには私のところへ良い薬を教えてくれなどと問い合わせてくる。

　田舎の人は嫉妬深いので、彼女はあちらで黒人と同棲しているなどと見てきたようなことを言って貶《けな》す者もいるが、もしそうであっても結構なことではないか。精神分裂の娘が大画家になって——アブストラクトの絵をはじめて描いた画家は精神分裂病であった——黒人と一緒になって、異国で大活躍しているとすれば、これは本物の天才である。精神分裂はこのような天才を生むことがある。私が彼女から買った絵は、以前、あんなものを残しておいては名折れになると、買い戻されてしまった。残念なことである。

二重人格

　イレーヌは二十歳の娘である。彼女の母は肺結核で長いあいだ寝ている。

　彼女の父は飲んだくれで、毎晩のように酔っぱらって帰ってくる。

今晩イレーヌの母親の状態は非常に悪い。もしかすると死ぬかもしれない。医者を迎えにやっても、貧しい家のこととて、なかなか来てくれない。そこへ父が帰ってくる。例のように酔っぱらっている。彼は居間で反吐《へど》を嘔《は》いている。イレーヌは寝室で母を看病し、また、ときどき立って行って父を介抱し、汚い物の始末をしなければならない。イレーヌにとっては実に辛いことである。何という父だろう。

看病は朝まで続く。しかし、その甲斐もなく母は死んでしまう。イレーヌは呆然自失する。やがて何処となく家をさまよい出てしまう。

近所の人が心配して探す。母が死んだのに、イレーヌがいなくては、葬式も出せない。ところが、イレーヌを見つけ出して、家へ連れ戻ってみると、彼女は前の晩のことをまったく忘れている。父が反吐を嘔いたことも、母が死んだことも、彼女は思い出せない。

彼女は病院に入れられる。夜になると彼女は起き出して、母を看病するまねをし、父を隣の部屋にたずねて介抱し、汚れ物を始末するまねをする。このような仕草《しぐさ》は三時間も続く。そして遂に母の死となり、悲しみのきわみに、絶叫と共に気絶してしまう。

気絶から醒めると、彼女は例のように母の死、父の嘔吐について何の記憶もない。しかしまた二、三日すると、同じ夢中行動がはじまり、同じ看護、同じ介抱、同じ気絶である。

この例は、フランスの有名な心理学者ジャネーの、有名なヒステリー性二重人格である。正常の、意識した人格の中では忘れられているものが、夢の中で第二の人格となって現れ、このときには第一の人格のことについては知らない。一人の人間の中に二つの人格があるのである。こういうことは癲癇《てんかん》の朦朧《もうろう》状態や寝ぼけでも見られる。精神分裂病〔統合失調症〕の病人が自分は鈴木太郎であると知っていると同時に天皇陛下であると確信しているのは妄想であって、二重人格と言わずに二重定位と言う。

おわりに——今後の見通し

精神障害については、身体主義的に見て、脳の原因をつきとめてこれを除去するということは困難で、今後も発病を抑える方向へ学問は進んでいこう。誰でも癲癇《てんかん》を起こしうるが、これを抑えれば正常人として通るようなものである。精神主義的に見て、苦悩、トラブルの様相は社会、文明の進歩にしたがって変化していくであろうが、それを根絶することはできない。文明が進めば、それだけ暮らしよく幸福になる面もあるが、大都会のように自然が失われ、人間疎外、心の砂漠も生じてくる。

と言って絶望して手をこまねいているべきではなく、住みよい平和な社会を作り、トラブルの原因となるようなものを減らすように努力するのが、われわれの任務である。ただこの努力が往々にして見当外れで、天国に向かって努力しているつもりのところが到着したところは地獄であったというようなこともいくらもある。これは神になれぬ人間のさかしらのなせる業《わざ》で、この意味で心の病はいつの世になっても消えることはあるまい。人間はとにかく向上のために努力するようにできているが、その反面に、暗い心の深淵もあることをかえりみる必要があるのである。

解説

原田憲一

「心の病気」と言えばふつう精神医学、臨床心理学、精神保健学などの主題である。近年ではまた心を病んだ人自身による本も出版されている。しかし本書はそれらの「心の病気」本とは飛び離れている。人間の心とその病について根源から考え、かつそれに寄り添って語られている書である。「心の病気」に関係する専門家や病む人とその家族、さらに一般の市民にとって、本書はこの領域の最良の書である。

この本の著者西丸四方先生は、精神医学者の枠を大幅に超えた稀有な学者であった。天衣無縫、博覧強記で驚くほど多様多数の古典を渉猟されていた。古代中国の思想（なかでは老子、荘子に特に親しまれた）、ユダヤやキリスト教、インド哲学そして日本古来の文化の精髄が本書の中でも随所に参照され引用されている。

著者は東京生まれ。母は島崎藤村の姪（西丸家に嫁ぐ）である。父方西丸家の血縁には詩人野口雨情がいる。

松本医科大学、続いて信州大学医学部精神科の初代教授であり、一九四九（昭和二十四）年から二十年間にわたり多くの良き弟子を育て、かつ日本の精神医学に大きな寄与をされた。一九六九（昭和四十四）年に当時全国的に吹き荒れた大学紛争の波を受けて辞任された。著者にとって不本意な経緯だった。その後いくつかの民間病院で仕事をされ、また愛知医科大学の創設に尽力されて、その初代教授を務められた。二〇〇二（平成十四）年九十二歳で、晩年長く過ごされた松本で亡くなられた。

著者は外面はシャイで柔和な方だが、その内面はこの上なく鋭利である。それは著者の文章についても言える。すなわち、非常に高度でむずかしいことが、やさしくスラスラ書かれているのは驚異というほかない。著者には本書以外にも多くの著書がある。なかでも『精神医学入門』（南山堂、一九四九〜一九九二）、『臨床精神医学研究』（みすず書房、一九七二）、『狂気の価値』（朝日新聞社、一九七九）、『精神医学の古典を読む』（みすず書房、一九八九）等々。今回、創元医学新書から創元こころ文庫に移されることになった本書は、著者が愛知医大在職中の一九七四（昭和四十九）年に書かれたものであるが、著者の数多くの著作の中でも特に多くの人に読んでほしい本である。四十年前のこの本は今日読んでも全く古びておらず、それどころか今日だからこそ一層その意義が増している。

本書の章立てに従って以下述べる。

「一　心の病気」は言うなれば精神医学総論に当たる。宗教や俗信の中での狂気を広く丁寧にとりあげる。歴史的に人類が抱えてきた心の問題、ひいては人間存在そのものに結びつけて、狂気と非狂気を分けるのではなくその両者が一人の人間の心にさまざまに混じり合っていることを説く。著者の基本的な考え方である。

著者は現代の科学としての医学、心理学を否定するのではない。だからこの章で心脳問題、身体主義と心理主義などについての今日的議論も視野に入れて論じている。そして同時に、科学の一面性、限定性について、多くの例を挙げて言及する。科学的説明の肥大、過信、妄信に対して著者は厳しく批判的である。それは今日私たちにとってます重要な問題になっている。

「二から六まで」は心の病気の各論である。その各論の見出しが著者独特である。医学が作り出してきた病気の名称を掲げてそれから出発するのではなく、病む人の心そのものから出発するのである。今日社会で通用している病名に当てはめれば、おおよそ「二　愚か」は認知症、「三　夢幻」はせん妄、「四　地獄と極楽」は躁鬱病（双極性障害）、「五　無」は統合失調症、「六　苦悩」は神経症とパーソナリティー障害に相当する。

この見出しからもわかるように、心の病を考える著者の出発点は、今日誰もが学問的真実と思い込んでいる常識からではなく、あくまでも病む人の心にある。こんな本は見たことがない。

その上、著者は問題を多面的多角的に見る。そしてそのいずれにも、ある真理があり、ある誤りがある、とする。一つの答えはなかなかない——という信念を崩さない。

「(多くの悩みを負った)シャカやイエスよりパチンコ遊びをする人間の方が健全で正常だとはおかしなことではある」(一二三頁)と書き、また「天才はその変わり者という性質にもかかわらず天才であったというのではなく、変わり者であるからこそ天才になれたのである」「世界を、自己の存在を悩むということが、この悩まれた世界や自己へのさらに深い洞察を開くのである」(一二九頁)、「正常者はたしかに『正常』ではあるが、これが真に精神的に健全なのかどうかはわからない。ある人は正常人は少し痴呆であると言う」(一三〇頁)などと書く。

この諸章の中には東西古今の有名な人々の名が出てくる。多くの聖人、哲人、著名な政治家や芸術家が心の病をもっていたからである。

著者は「病気とは何か?」という問いをいつも考え続ける。「何か大きな打撃のあとにすみやかに立ち直れる人は健康と思われ、親しい人を失ったことを一生涯嘆く人は健康と思われないのは、おかしなことである。心情の深い人の方が病気のように見える。……精神医学は普通もっと表面的なものしか見ない」（八九頁）と。著者の嘆息が聞こえるようである。また言う、「精神分裂病〔統合失調症〕などという奇異なものを見ると、わかってみたり、わからなくなったりすることを反復する。あらゆるものはよく見れば奇異である。……木の葉はどうして緑なのだろう、私はどうして鈴木なのだろう……とにかく妙なものと見れば何でも妙なものなのであり、狂人もじっと見ていると身近な親しいものとなる。妙なものと見ることはやめて、近づいてよく見てみようというのが、学問的理解の発端である」（二一八〜二一九頁）。いたるところに著者の鋭い指摘がある。「六　病院と医者」および「七　治療の問題」の章も常識や今日の通説への懐疑ないし批判に溢れている。

今日主流の薬物療法についても心理療法についても広く触れられている。そしてその間で常に問題になる心と体（心脳問題）についても適切な説明がある。例えば薬物療法について著者は言う。「以前は格子や鍵で病人を物理的に監禁し、今は薬で化学的に監禁することになっている。……薬は病気を治すものではないらしい。困る症状を薬でおさえて何とかやっているうちに病気は自然に治るというのが、多くの病気のときの、たいていの薬の効き方である」（二〇〇頁）。

著者の文章には一見、投げやり的で無責任ではとの印象を与えるものがある。例えば神経症の治療に関して、「(病態の成り立ちについて多くの説があり) 意味付けが真に正しいのか否かということはわからないが、ともかくそれはどうでもよいのである。精神療法にはいくつもの流派がある。……要は意味付けをいかに熱心に病人と医者が信ずるかということである。それゆえ神経症は宗教でも哲学でも治るし、何の薬によっても治るのである。治ると信ずれば何の療法でも治る。何の薬でも治る。要は信ずることである」(一四六頁)。医者らしからぬ非科学的妄言と思う人もいるだろうが、耳を傾けるべきである。医学を超えた、より根本的な人間的叡智である。

心の病気にとって最も大切な、人としての接し方 (心理療法) について、著者はやはり心そのものの水準で説明する。著者の言葉を筆者が今日流布し喧伝されている用語に、翻訳すれば次のようになろう。著者の言う「付き合い」は対人関係論や集団精神療法に、「ひそかに」は暗示療法に、「修業」は自律訓練法、内観、森田療法に、「告白」は精神分析療法、表現療法に、「発散」は作業療法、リクリエーション療法に。著者の言葉の何というユニークさ! 精神医学用語を取り崩して、人間の心の営みに則した捉え方である。

「九　症例研究」はさまざまな精神症状、種々のタイプの精神の病者二十七例が示されている。その成因についてはわかるものもあるし、わからないものもある。統合失調症や躁鬱病もあるし、神経症やパーソナリティー障害もある。著者の記述で特徴的なのは、その成因についての多角的な見方とその病者への対応の仕方、その辛抱強さ、丁寧さ、優しさである。よく見る治療者、カウンセラーとは違って、著者自身の困惑、迷い、などが素直に示される。そしてそれが病む人への真の理解援助になると私たちに頷かせてくれる。さらに学ぶべきこととして、病者はもちろんだが、周囲の人たちへの配慮、対応の細やかさがある。医療従事者、精神保健関係者、そして何よりも家族にとって良い導きである。

既にこれまでいくつか触れたように、著者の文には「……かもしれない」「どちらかわからない」「これも不思議なことである」「妙なことである」「どちらかと問われても何とも言えない」など、一見、無責任で放恣な言い方が多い。これは著者の知が深く、かつ正直だからである。今日の専門家たちは、深くも考えずに、これが良い、この診断この治療が有効だと簡単に言い過ぎる。

著者は最後にこう言う、「住みよい平和な社会を作り、トラブルの原因となるようなものを減らすように努力するのが、われわれの任務である。ただこの努力が往々にして見当外れで、天国に向かって努力しているつもりのところが到着したところは地獄であったというようなこともいくらもある。これは神になれぬ人間のさかしらのなせる業《わざ》で、この意味で心の病はいつの世になっても消えることはあるまい」（二八三頁）。

私たちは誰もが著者のこの言葉に静かに思いを致すべきであろう。

（精神科医）

西丸四方（にしまる・しほう）

一九三六年東京大学医学部卒、精神医学専攻、都立松沢病院医員、東京大学および東京女子医学専門学校講師を経て信州大学および愛知医科大学教授を歴任。両大学名誉教授。

著訳書

『精神医学入門』（南山堂、一九四九〜一九九二）

ヤスパース『ヤスペルス精神病理学総論』（共訳、岩波書店、一九五三）

クレッチマー『医学的心理学』（共訳、みすず書房、一九五五）

『脳と心』（新書、創元社、一九五五）

『心の病気』（新書、創元社、一九七五）

『病める心の記録——ある精神分裂病者の世界』（新書、中央公論社、一九六八）

『狂気の価値』（朝日新聞社、一九七九）

『臨床精神医学辞典』（編集、南山堂、一九七四）

ほか多数。

創元こころ文庫

P-10

心《こころ》の病《びょう》気《き》

二〇一六年六月二〇日　第一版第一刷発行

著　者　西丸四方
発行者　矢部敬一
発行所　株式会社　創元社
〈本　社〉〒五四一-〇〇四七
大阪市中央区淡路町四-三-六
電話（〇六）六二三一-九〇一〇㈹
〈東京支店〉〒一六二-〇八二五
東京都新宿区神楽坂四-三　煉瓦塔ビル
電話（〇三）三二六九-一〇五一㈹
〈ホームページ〉http://www.sogensha.co.jp/
印刷所　株式会社　太洋社

ISBN978-4-422-00060-2

本書は、一九七五年一月に、《創元医学新書》の一冊として創元社より刊行された同名の書籍を文庫化したもので、第一版第一一刷を底本としています。

なお文庫化にあたり、一部、補足・修正をほどこしてあります。